WAS DIE ZELLE ESSEN WILL

Die Schlüssel für Gesundheit, Vitalität und Langlebigkeit durch natürliche Ernährung

Dr. Marcus Hölzl, MA, MBA

www.marcushoelzl.com

DR. MARCUS HÖLZL

Was die ZELLE ESSEN *will*

Die Schlüssel für Gesundheit, Vitalität und Langlebigkeit durch natürliche Ernährung

www.marcushoelzl.com

Impressum

Bibliografische Information der Deutschen Nationalbibliothek:
Die Deutsche Nationalbibliothek verzeichnet diese Publikation in der Deutschen Nationalbibliografie; detaillierte bibliografische Daten sind im Internet über https://www.dnb.de/abrufbar.

Erste Auflage 2025

Autor: Dr. Marcus Hölzl, MA, MBA
Covergestaltung: Wolkenart
Buchsatz: Angelina Schlosser
Lektorat/Korrektorat: Andrea Dumphart, Christine Huber, Monika Drack
ISBN Print: 978-3-98601-090-4
ISBN Hardcover: 978-3-98601-091-1

Für meinen Sohn Marlon,
dem ich eine Zukunft wünsche, in der Gesundheit ganz
selbstverständlich auf den Werten Urvertrauen,
Naturverbundenheit und Eigenverantwortung beruht.

INHALT

Danksagung

Ich danke allen Menschen, die mich entlang des nicht immer geradlinig verlaufenen Weges, dieses Buch zu schreiben, begleitet haben:

... meiner Familie, die mir den zeitlichen Raum dafür zugestanden hat.

... Max Krug und Thomas Wall, die mir von der ersten Minute an mit Rat und Tat zur Seite standen.

... Alexander Klöckner für seine wertvollen inhaltlichen Hinweise und Bereicherungen.

... meinen peniblen Korrekturleserinnen Andrea Dumphart, Christine Huber und Monika Drack.

... allen Menschen, die der Salutogenese und mir in den letzten Jahren ihr Vertrauen geschenkt haben.

VORWORT

Es gibt Menschen, die tragen ein Licht in sich – ein tiefes Wissen, das nicht nur aus Büchern stammt, sondern aus der stillen Beobachtung des Lebens, aus gelebter Erfahrung und echter Hingabe. Marcus Hölzl ist so ein Mensch. Seit rund einem Jahrzehnt widmet er sich mit Hingabe der Frage, was unsere Zellen wirklich nährt – auf körperlicher wie auf seelischer Ebene. Seine Gabe ist es, komplexe Zusammenhänge verständlich zu erklären und dabei immer den Menschen als Ganzes im Blick zu behalten.

In diesem Buch öffnet er sein Wissensschatzkästchen: wissenschaftlich fundiert, durchdrungen von Praxis und voller Herzenswärme. Er führt uns dabei weg von der Frage „Was macht krank?“ hin zur viel wichtigeren: „Was erhält uns gesund?“ – und damit mitten in das Herz der Salutogenese.

Wenn du weißt – und das lernst du in diesem Buch – Was die Zelle essen will, beginnt ein tiefes Verstehen: Du erkennst, was deinen Körper wirklich stärkt, was dich aufrichtet, was dich ins Gleichgewicht bringt. Dieses Buch ist eine liebevolle Einladung, Gesundheit nicht länger dem Zufall zu überlassen, sondern sie bewusst und eigenverantwortlich zu gestalten.

Ich freue mich von Herzen, dieses Werk mit einem Vorwort begleiten zu dürfen. Es ist ein Buch, das nicht belehrt, sondern inspiriert – wie sein Autor selbst. Ich wünsche dir, dass du in diesen Seiten nicht nur Wissen findest, sondern Zuversicht – und die Freude, deine Zellen achtsam zu nähren und zu stärken. „Die wirksamste Medizin ist die natürliche Heilkraft, die im Inneren eines jeden von uns liegt.“ (Hippokrates) – Dieses Buch hilft dir, wieder mit ihr in Verbindung zu treten – Zelle für Zelle.

In herzlicher Verbundenheit,

Maria L. Schasteen

Aromapraktikerin und Autorin der Buchreihe "Duftmedizin“

VORWORT

Wer sich mit Ernährung beschäftigt, stößt schnell auf Widersprüche und Unsicherheiten. Dieses Buch lädt Dich ein, die Hintergründe zu erkunden und ein Verständnis dafür zu entwickeln, was moderne Ernährungsforschung wirklich aussagt. Wenn wir über Ernährung reden, klingt es oft so, als sei schon alles erforscht. Zahlen, Tabellen und Referenzwerte sollen uns genau sagen, wie viel Vitamin, Mineralstoff oder Energie wir brauchen. Studien vermitteln den Eindruck, sie hätten die Formel für Gesundheit längst gefunden. Doch bei näherem Hinsehen zeigt sich, wie brüchig dieses vermeintlich feste Fundament ist. Vieles, was wir für gesichertes Wissen halten, basiert auf wackligen Methoden. Gerade in der Ernährungsforschung wird Beobachtung schnell mit Ursache verwechselt. Dass Menschen, die viel Obst essen, länger leben, heißt eben nicht automatisch, dass es nur an der Erdbeere liegt. Meist spielen andere Faktoren wie Bildung, Einkommen oder schlicht ein insgesamt gesünderer Lebensstil eine Rolle.

Auch die bekannten Referenzwerte sind weniger unumstößlich, als sie wirken. Sie wurden entwickelt, um grob die Versorgung einer Bevölkerung sicherzustellen – nicht, um jedem Einzelnen eine Garantie auf optimale Gesundheit zu geben. Wer die Entwicklung mancher Grenzwerte verfolgt, erkennt, wie unsicher sie eigentlich sind. Ein drastisches Beispiel ist Testosteron. Noch vor wenigen Jahrzehnten galten für Männer im Blutspiegel deutlich höhere Referenzwerte als heute. Mit neuen Studien und statistischen Verfahren wurden diese Bereiche Schritt für Schritt nach unten korrigiert – nicht, weil plötzlich die gesamte Bevölkerung weniger Testosteron hätte, sondern weil die Definition der „Normalität" sich verschoben hat. Hinzu kommt, dass Grenzwerte stark von der untersuchten Vergleichsgruppe abhängen: Misst man in einer älteren oder kränkeren Population, sinkt automatisch der Durchschnitt und damit auch der Referenzwert. So kann jemand mit denselben Hormonwerten je nach Jahr, Labor oder Land plötzlich als „gesund", „grenzwertig" oder „krank" gelten. Solche Entwicklungen machen deutlich: Referenzwerte sind keine fixen Wahrheiten, sondern statistische Konstrukte – und sie sagen oft mehr über Messmethoden und Zeitgeist aus als über die individuelle Gesundheit.

Doch nicht nur die Produkte selbst bergen Gefahren. Auch unsere Umwelt bringt uns täglich mit Stoffen in Kontakt, die wir lernen sollten, bewusst zu meiden oder zumindest einzuschränken. Plastikverpackungen können Weichmacher und Bisphenole abgeben, besonders wenn sie erhitzt oder mit Fett in Berührung kommen. PFAS, die „Ewigkeitschemikalien", finden sich in beschichteten Pfannen oder Pizzakartons und bleiben in der Umwelt praktisch unzerstörbar. Nitrite in Wurstwaren können im Körper zu krebserregenden Nitrosaminen werden. Acrylamid entsteht beim starken Bräunen von Brot, Pommes oder Chips. Und selbst so alltägliche Dinge wie Speisesalz und Leitungswasser verdienen einen kritischen Blick: Konventionelles Speisesalz besteht aus isoliertem Natriumchlorid und kann die Mineralstoffversorgung stören, außerdem fördert es Bluthochdruck und Herz-Kreislauf-Erkrankungen, und unser Trinkwasser kann je nach Region Rückstände von Medikamenten, Pestiziden oder Schwermetallen enthalten. All das klingt beunruhigend, soll aber nicht lähmen. Es ist vielmehr eine Einladung, den Alltag bewusster zu gestalten. Man sollte daher bevorzugt Glas statt Plastik verwenden, auf Abwechslung achten und bei Lebensmitteln sowie Wasser auf hochwertige Quellen zurückgreifen.

Eine besonders subtile Gefahr liegt jedoch nicht in einem einzelnen Stoff, sondern in unserer Haltung zum Essen. Ernährung kann sehr schnell zum Glaubenssystem werden. Wer aus Ideologie, Gruppendruck oder modischem Hype an einer bestimmten Ernährungsweise festhält, verliert leicht das Gespür für die eigenen Bedürfnisse. Low-Carb, Paleo oder Rohkost – jede Richtung kann unter Umständen sinnvoll sein, aber jede kann auch schaden, wenn sie zur starren Pflicht wird. Wichtig ist deshalb auch, zu verstehen, was man überhaupt einnimmt und wie es im Körper wirkt. Ein Supplement entfaltet seine Wirkung immer in einem biochemischen Geflecht – es interagiert mit Enzymen, Hormonen und Stoffwechselwegen. Ohne dieses Wissen läuft man Gefahr, blind Präparate zu schlucken, die nicht nur nutzlos sind und viel kosten, sondern im ungünstigen Fall sogar Schaden anrichten können. Deshalb ist es stets ratsam, sich im Sinne der Eigenverantwortung gut zu informieren.

Unsere Nährstoffbedürfnisse sind keine starren Größen, sondern werden seit jeher durch Ort, Klima und Jahreszeit geprägt. Ein Mensch im hohen Norden hat andere Anforderungen an Energie- und Fettquellen als jemand, der in tropischer Hitze lebt. Während dort leichte, wasserreiche Früchte den Körper kühlen und Mineralstoffe liefern, sicherten im Norden fettreiche Fische oder lagerfähige Knollen das Überleben. Diese enge Anpassung zeigt: Der Körper erwartet eine Versorgung, die sich an der Umwelt orientiert. Wer regional isst, folgt nicht nur ökologischer Vernunft, sondern knüpft auch an diese natürliche Logik an. Lebensmittel, die im eigenen Klima wachsen, bringen genau jene Zusammensetzung von Nährstoffen und sekundären Pflanzenstoffen mit, die in diesem Umfeld sinnvoll sind. Regionalität bedeutet also nicht nur kurze Wege und Frische, sondern auch eine Ernährung, die mit den Bedingungen des eigenen Lebensraums harmoniert. Gleichzeitig stärkt sie lokale Strukturen, anstatt globale Industrien zu fördern, die oft hoch verarbeitete, nährstoffarme und gesundheitlich problematische Produkte in Umlauf bringen. So wird bewusster Konsum auch zu einem Beitrag gegen jene ungesunden Ernährungsgewohnheiten, die von der Lebensmittelindustrie systematisch gefördert werden.

Die eigenen Nährstoffbedürfnisse zu durchschauen, beginnt oft mit einem einfachen Blick ins Blut. Blutbilder sind wie Momentaufnahmen des Stoffwechsels: Sie zeigen, welche Reserven ausreichend gefüllt sind und wo möglicherweise ein Mangel besteht. Werte wie Eisen, Vitamin D, B12 oder bestimmte Spurenelemente lassen sich auf diese Weise konkret erfassen, anstatt nur auf allgemeine Empfehlungen zu vertrauen. Damit wird deutlich, dass Ernährung nicht allein eine Frage von Tabellen und Durchschnittswerten ist, sondern hoch individuell. Was für den einen genügt, kann für den anderen zu wenig oder zu viel sein. Richtig interpretiert ermöglichen Blutwerte daher, die eigene Ernährung gezielter auszurichten. Sei es durch bewusste Lebensmittelauswahl oder, falls nötig, durch ergänzende Präparate. So wird Versorgung nicht dem Zufall überlassen, sondern am tatsächlichen Bedarf orientiert. Und genau das zeigt auch die medizinische Erfahrung: Kein Patient reagiert gleich, und nicht jeder profitiert von derselben Behandlung. Individuelle Werte erfordern individuelle Maßnahmen. Erst dadurch kann echte Gesundheitspflege entstehen. Ernährung ist somit kein starres Regelwerk, sondern ein dynamisches Zusammenspiel aus Umwelt, Lebensstil und individuellen Bedürfnissen. Wer versteht, dass Referenzwerte, Lebensmittel und Nahrungsergänzungen immer im Kontext betrachtet werden müssen, kann bewusst Entscheidungen treffen, die

Körper und Geist guttun. Bewusstsein, Eigenverantwortung und kleine, überlegte Veränderungen im Alltag sind die Schlüssel zu einer gesunden Ernährung – und zu echter, nachhaltiger Gesundheit.

Dieser Einblick war nur der Auftakt – im folgenden Buch entfaltet sich die Reise zu einem klaren Verständnis von Ernährung und Gesundheit.

In herzlicher Verbundenheit,

Alexander Klöckner

Lizenzierter Ernährungsexperte

WIE DIR DIESES BUCH DIENEN KANN

Wenn Du in Deinem Leben an dem Punkt angelangt bist, Deine Gesundheit und Dein Wohlergehen in die eigenen Hände nehmen zu wollen, dann hat dieses Buch das Potential, eine gute Lektüre für Dich zu sein. Für mich war es 2015 so weit. In meiner Familie gab es eine Krebsdiagnose und die dafür vorgesehenen konventionellen Ansätze – Operation, Bestrahlung, Chemotherapie – überzeugten mich allesamt nicht. Mir erschien dieser Zugang rein symptomorientiert und das hat sich bis heute nicht verändert. Mein Interesse galt vielmehr der ursächlichen Ebene, dem Aufspüren und Korrigieren der tatsächlich hinter so einer Krankheit stehenden Gründe.

Im Englischen heißt es: *„It's not the fruits, it's the roots!"* Es geht um die Wurzeln, nicht um die Früchte. Die Früchte eines Jahres mögen wenige oder verkümmert sein, doch zukunftsorientiert ziehe ich keinen Nutzen daraus, mich intensiv mit ihnen zu beschäftigen. Die Situation ist, wie sie ist. Vielmehr lenke ich meinen vollen Fokus darauf, im darauffolgenden Jahr wieder für eine bessere Ernte zu sorgen. Dafür muss ich mich mit den Gründen für die diesjährige Enttäuschung auseinandersetzen und auf der ursächlichen Ebene – der Wurzelebene – für eine Veränderung sorgen. Ohne diese Veränderung ist die Wahrscheinlichkeit groß, dass ich mich auch im Jahr darauf meiner Früchte nicht erfreuen werde können. Die US-amerikanische Schriftstellerin Rita Brown kleidet es in folgende berühmt gewordene Worte, die häufig – und nicht ganz korrekterweise – Albert Einstein zugeschrieben werden: „Die Definition von Wahnsinn ist, immer wieder das Gleiche zu tun und andere Ergebnisse zu erwarten."

Wenn es bei den Früchten um den Zustand des eigenen Körpers geht, bedeutet die Veränderung, den bisherigen Lebensstil sowie die geltenden Umwelteinflüsse zu hinterfragen. Welchen physischen und psychischen Belastungsquellen bin ich tagtäglich ausgesetzt? Wie kann ich sie vermeiden oder zumindest so weit wie möglich reduzieren? Wie halte ich es mit dem Element Wasser, das im Idealfall mehr als 70 Prozent meines gesamten Körpers ausmacht? Ist Wasser nur ein „Getränk für arme Leute" (Zitat einer Salutogenese-Anwenderin hinsichtlich ihrer familiären Prägung) oder ist es auch für mich gut genug? Bewege ich mich ausreichend? Bin ich viel in der freien Natur, gehe mit ihr in Resonanz und profitiere von ihrer heilsamen Wirkung auf Körper, Geist und Seele? Begleiten mich das Handy als Wecker am Nachtkästchen und der eingeschaltete WLAN-Router auch durch die Nacht? Bin ich glücklich und zufrieden mit dem Weg, den ich in meinem Leben gehe oder verspüre ich einen inneren Widerstand, wenn ich an einem neuen Tag erwache? Und nicht zuletzt: Was esse ich? Welche Nährstoffe führe ich meinen Zellen in steter Regelmäßigkeit zu und welche verwehre ich ihnen aus Unwissenheit oder Gewohnheit möglicherweise? Unser Körper ist ein Verbund von 100 Billionen Zellen, jede davon ein eigenständiges Lebewesen mit Bewusstsein. Im Zusammenspiel entfalten sie eine phantastische synergetische Wirkung und erlauben uns Menschen, uns zu jenem begnadeten bewussten Wesen aufzuschwingen, das wir im Grunde unseres Daseins sind. Jede dieser Zellen braucht Nahrung, nämlich artgerechte Nahrung, die es ihr ermöglicht, ihr volles Potential auszuschöpfen.

Wenn Du diese Zeilen gerade liest, bist Du vermutlich bereits zum Schluss gelangt, dass das, was wir essen, maßgeblich mitdefiniert, was wir sind und was wir werden. Vielleicht ist Dein Hintergrund, dass Du mit einer unangenehmen Diagnose oder chronischen Beschwerden konfrontiert warst und für Dich zum Schluss gelangt bist, dass die konventionelle Medizin nicht der einzige Lösungsansatz für Dich sein kann. Vielleicht genießt Du auch das Privileg, ohne einen solchen Schuss vor den Bug bereits ein Bewusstsein für den Zusammenhang von Ernährung und nachhaltiger Gesundheit entwickelt zu haben und bist interessiert an und offen für neue Impulse zu einem jahrtausendealten Thema. So oder so hast Du die entscheidende Schwelle überquert, mehr Eigenverantwortung für Deine Gesundheit zu übernehmen und sie nicht mehr unhinterfragt an andere abzugeben.

Warum sind wir eigentlich dieser Eigenverantwortung in einem solch bemerkenswerten Ausmaß verlustig gegangen? Ich sehe es so: Irgendwann sind wir Menschen der Illusion der Trennung anheimgefallen. Eigentlich aus der Einheit allen Seins stammend (sowohl genetisch[1] als auch seelisch[2]), fühlen wir uns heute getrennt von der Schöpfung, von der Natur, voneinander, manchmal sogar von uns selbst und somit innerlich gespalten. Aus diesem Trennungsgedanken resultierte ein beispielloser Vertrauensverlust. Unser bis dahin unangreifbares Urvertrauen in das Leben, die Natur und die Welt entglitt uns, zerrann uns zwischen den Fingern. Und ohne Vertrauen hatten wir nicht mehr den Mut, eigene Verantwortung für unser Leben – unsere Seele und unseren Körper – zu übernehmen. Wir begannen stattdessen, diese Verantwortung an andere abzugeben. Andere, die es besser wissen und nur das Beste für uns wollen – hoffentlich.

Der Schritt in die Eigenverantwortung ist alternativlos mit einem inneren Paradigmenwechsel verbunden. Der Status von äußeren Experten und Institutionen als schier unantastbare Koryphäen und Autoritäten wird relativiert. Das nun entstehende Orientierungsvakuum wird gefüllt durch den starken Willen und das authentische Bedürfnis, in Aktion zu treten und ein tiefergehendes Verständnis für die bis dahin kryptisch anmutenden Ursachen-Wirkungs-Ketten zwischen den Zuständen Gesundheit und Krankheit zu entwickeln. An diesem Punkt der persönlichen Reise angelangt, führt kein Weg mehr daran vorbei, sich mit dem zu beschäftigen, was wir tagtäglich als Nahrung zu uns nehmen.

Der faszinierende Aspekt – und das habe ich nicht nur an unzähligen Vortragsbesuchern, Seminarteilnehmern und Klienten beobachten dürfen, sondern kann ich auch für mich selbst in Anspruch nehmen – ist, dass bereits durch ein elementares und noch nicht besonders tiefgründiges Grundverständnis über die Wirkprinzipien von Ernährung jenes Vertrauen in die Natur zurückkehrt, das uns in unserer hochtechnologisierten Gesellschaft abhanden gekommen ist. Plötzlich wird wieder vorstellbar, dass unser Körper mit einer artgerechten Ernährung tatsächlich seine Selbstheilungskräfte entfalten kann. Diese Selbstheilungskräfte sind immer da und warten nur darauf, von außen die notwendigen Ressourcen zu erhalten, um aktiv werden zu können. Durch das, was wir essen (oder eben auch nicht essen), können wir maßgeblich dazu beitragen, wie unser Körper sich entwickelt. Nicht von heute auf morgen, aber definitiv über Jahre, fast immer über Monate und manchmal sogar schon über Wochen hinweg. Wir nennen dadurch ein machtvolles Instrument unser Eigen, mit dem wir Selbstheilungsprozesse unterstützen, Krankheiten im Kern vorbeugen und unsere Lebensqualität und Vitalität dauerhaft optimieren können. Denn das sollte das Ziel für uns alle sein: ein selbstbestimmtes und eigenmächtiges Leben in Gesundheit zu führen, um all jenen Zielen, Wünschen und Träumen folgen zu können, die uns inspirieren und mit Freude und Begeisterung erfüllen.

Unter diesem Blickwinkel war die erwähnte Krebsdiagnose in meiner Familie im Nachhinein betrachtet ein Wink mit dem Zaunpfahl für mich. Von diesem Zeitpunkt an wandte ich mich in jeder freien Minute und darüber hinaus der Naturheilkunde und der ganzheitlichen Betrachtung des Menschen als Einheit von Körper, Geist und Seele zu. Anfänglich noch eine intensive Nebenbeschäftigung zu meinem damaligen Beruf, kehrten sich die Verhältnisse bald um. Es kristallisierte sich heraus, dass mein Weg für die Zukunft jener der Salutogenese war, auf die ich in Kapitel 3 noch näher eingehen werde.

Dies gibt mir das Stichwort, um die Gliederung dieses Buches zu erläutern: Es gibt drei große Teile. Teil I umfasst die Kapitel 1-3, repräsentiert die Einleitung und schafft einen Rahmen. Teil II wendet sich in den Kapiteln 4-5 den Grundlagen der Ernährung zu und erläutert diese sowohl in einer kosmologisch-atomaren Betrachtung als auch in Bezug auf die wesentlichen Makro- und Mikronährstoffe, die unsere Zellen für ihr tadelloses Funktionieren benötigen. Teil III schließlich stellt eine unmittelbare Verbindung zur täglichen Ernährungs- und Essenspraxis her und einige der gesündesten und aufgrund ihrer Inhaltsstoffe gleichsam heilendsten Pflanzen, Kräuter, Gewürze, Samen, Nüsse und Pilze der Welt vor. Nebenbei schmecken die meisten davon auch noch ausgezeichnet, aber Geschmack ist ohnehin eine sehr individuelle Frage, über die sich bekanntermaßen vortrefflich streiten lässt.

Du kannst, wenn Du das bevorzugst, alle Teile unabhängig voneinander lesen. Solltest Du also gleich in medias res gehen und spezifische Informationen zu konkreten Lebensmitteln erhalten wollen, würdest Du sofort zu Teil III springen. Bist Du an allgemeinem Wissen über Makro- und Mikronährstoffe interessiert, bist Du zuallererst in Teil II am besten aufgehoben. Die Chronologie Deines Lesens ist zweitrangig. Es fügt sich letztlich auch alles zu einem Ganzen zusammen, wenn Du querbeet liest.

Nun wünsche ich Dir eine spannende und bereichernde Lektüre sowie für die Zukunft wunderbare Erfahrungen mit jener Nahrung, welche unsere Zellen essen wollen!

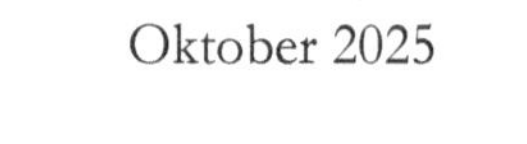

Oktober 2025

Anmerkungen

1. Aus der Urzelle LUCA – ein Akronym für „Last Universal Common Ancestor" – gingen laut gängiger Theorie, der auch ich viel abgewinnen kann, alle Lebewesen der Erde hervor. Dies bedeutet, alle Pflanzen, alle Tiere, alle Pilze und alle Menschen stammen von einer einzigen Zelle ab und sind somit je nach Spezies genetisch im engeren oder weiteren Sinne verwandt.
2. Dies spiegelt selbstverständlich meinen persönlichen Blick auf das Leben wider.

TEIL I

EINFÜHRUNG

„Tu Deinem Leib etwas Gutes,
damit Deine Seele Lust hat,
darin zu wohnen."

Teresa von Ávila (1515 – 1582)
Mystikerin

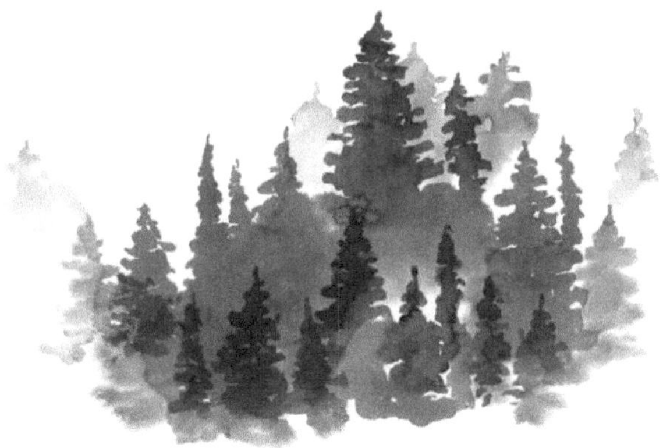

Hippokrates von Kos hat es bereits vor 2.500 Jahren auf den Punkt gebracht: „Eure Nahrungsmittel sollen Eure Heilmittel sein und Eure Heilmittel sollen Eure Nahrungsmittel sein!“ Im Prinzip soll zwischen diesen beiden Sphären kein Unterschied bestehen. Von der Natur ist es so vorgesehen, dass das, was wir essen, was wir also Tag für Tag bewusst und gezielt **in** unseren Körper hineingeben, uns stärkt und heilt. Dieser Anspruch reicht weit darüber hinaus, sich nach einer Mahlzeit einfach nur satt zu fühlen. Keine Frage, es ist sehr angenehm, wieder den sprichwörtlichen vollen Magen zu haben, vor allem, wenn einen vorher schon der Bärenhunger jagte. Aber das Sättigungsgefühl alleine ist zu wenig. Zwar soll uns die Nahrung satt machen sowie selbstverständlich auch gut schmecken, duften und das Auge erfreuen, aber der viel wichtigere und über diese Kriterien noch hinausreichende Aspekt ist ein anderer: Das, was wir essen, soll unseren Zellen alles an Nährstoffen zuführen, was sie benötigen. Es soll ihnen ermöglichen, sich zu höchstmöglicher Funktionalität aufzuschwingen. Wir nennen diesen Zustand Gesundheit. „Gesund“ kommt vom Althochdeutschen *gisunt*, was „wohlbehalten, lebendig, heil“ bedeutet.

In diesem Fall meint Gesundheit also nicht nur die Abwesenheit von Krankheit, was ja lediglich eine minimalistische Negativdefinition darstellt (so wie auch Frieden idealerweise nicht bloß die Abwesenheit von Krieg ist). Hier ist Gesundheit als das gemeint, was sie sein **kann**: das höchste, schönste und beste Potential unserer Zellen auszuschöpfen.

Meistens geben wir uns hinsichtlich unserer Lebensqualität und Vitalität mit weit weniger als möglich zufrieden. Warum? Weil es uns in aller Regel an Wissen fehlt. Unsere Eltern haben liebevoll ihr Bestes getan, doch sind sie meistens schlicht und ergreifend jenen Gewohnheiten gefolgt, die ihnen von ihrer Vorgängergeneration als Selbstverständlichkeiten mitgegeben wurden. Auch unser schulisches Ausbildungssystem trägt nicht wesentlich dazu bei, uns zu lebensstilbewussten Menschen zu formen. Zumindest während meiner achtjährigen Zeit am Gymnasium waren die Prioritäten des Lehrplanes andere und die Hauptmahlzeit beim Buffet in der großen Pause bestand meistens aus einer Leberkässemmel. Auch während meiner Studienzeit waren es der Einfachheit halber zumeist die Käsekrainer vom Würstelstand und aufgewärmte Fertiggerichte, die mein physisches Überleben sicherten – aber eben auch nicht mehr. Viel mehr noch von meinem tatsächlichen physischen und auch psychischen Potential auszuschöpfen, dazu verhalf ich meinen Zellen mit diesem Essen beileibe nicht. Heute besteht aufgrund unzähliger Studien und jahrtausendealter Erfahrungswerte kein Zweifel mehr daran, dass das, was wir essen, in einem immensen Ausmaß definiert, was wir sind bzw. was wir werden. Dennoch erlebe ich diesbezüglich immer wieder überraschende Momente. Ich möchte hierfür zwei Beispiele anführen, eines davon habe ich selbst erlebt, ein anderes stammt aus einem bekannten Dokumentarfilm, den Du möglicherweise kennst.

Zuerst meine persönliche Erfahrung: Im Rahmen einer meiner Salutogenese-Seminarwochen stand eine Frau auf und sprach zur Gruppe. Bei ihr war Jahre zuvor Krebs diagnostiziert worden, zum Zeitpunkt des Seminars ging es ihr allerdings bereits wieder blendend. Sie strahlte eine ungeheure Vitalität und Positivität aus und keiner der anderen Seminarteilnehmer, die sie alle vorher nicht gekannt hatten, wäre auf die Idee gekommen, dass diese Frau eine lebensbedrohliche Krebserkrankung durchlaufen hatte. Sie ließ uns an ihrem Weg der letzten beiden Jahre teilhaben und erzählte von einem Gespräch mit ihrem damals federführend behandelnden Arzt. Diesem erklärte sie, dass sie ihre Ernährung fundamental umkrempeln wolle – weg von konventioneller Hausmannskost hin zu pflanzlichen Lebensmitteln. Die Antwort ihres Arztes war recht lapidar und lautete sinngemäß: „Sie können das machen, wenn Sie wollen, aber ich sehe keinen großen Nutzen darin. Ernährung hat nichts mit ihrer Krankheit zu tun. Sie können essen, was Sie wollen."

Um eines klarzustellen: Es liegt mir fern, hier die Riege der Ärzte in irgendeiner Weise diskreditieren zu wollen. Sie geben ihr Bestes, stoßen aber innerhalb des vorherrschenden Systems oft an ihre Grenzen, wie sie mir nicht selten selbst berichten. Ich zähle viele wundervolle, höchst kompetente und empathische Ärzte zu meinen Freunden. In keiner Sekunde zweifeln diese am Zusammenhang zwischen der Ernährung und dem körperlich-seelischen Zustand eines Menschen. Ausnahmen allerdings können diese Regel bestätigen (obgleich es dann streng genommen keine Regel mehr ist) und der spezifische Arzt in dieser Geschichte stellte diese Verbindung leider nicht her. Nicht nur das, er hielt sie für abwegig. Glücklicherweise war besagte Dame so überzeugt von ihrem individuellen Weg zur Heilung, dass sie dennoch eine Generalüberholung ihrer Ernährungsgewohnheiten vornahm. Diese Veränderungen waren gemäß ihrer eigenen Einschätzung ein unverzichtbarer Baustein auf dem eigenverantwortlichen Weg zurück zur Gesundheit.

Nun zu meinem cineastischen Erlebnis: 2004 lief ein Film mit dem Titel „Super Size Me“ in den Kinos. Erst vor kurzem nahm ich mir endlich die Zeit, ihn mir im Zuge der Recherchen zu diesem Buch anzusehen, nachdem ich das schon seit Ewigkeiten vorgehabt hatte. Die Handlung ist leicht umrissen: Der US-Amerikaner Morgan Spurlock unternimmt einen Selbstversuch und ernährt sich 30 Tage ausschließlich von Essen der bekanntesten Fast-Food-Kette der Welt. Die Vorgabe lautet: drei Mahlzeiten täglich, jede verfügbare Speise im Laufe dieses Monats zumindest einmal wahrnehmen und immer dann, wenn es ihm angeboten wird, statt eines regulären ein Supersize-Menü ordern. Außerdem verpflichtet er sich, nicht mehr als 5.000 Schritte täglich zu gehen, um sich hinsichtlich des Bewegungsausmaßes dem statistischen Durchschnittsamerikaner anzugleichen.

Im Vorfeld seines Experiments sucht Spurlock drei voneinander unabhängige Mediziner auf, die seinen gegenwärtigen Gesundheitszustand überprüfen und ihn auch während der kommenden vier Wochen begleiten werden.[3] Auf die Frage, wie sich seine Blutwerte wohl entwickeln würden, gibt die erste Ärztin folgende Prognose ab: „*I think the worst-case scenario is that you increase your triglycerides and your cholesterol level and if you have any heart disease in the family (...) you put your heart at risk.*“[4] Der zweite Arzt meint: „*I expect to see an increase in your triglycerides because that can be affected. You're at 87 now and I think that will change.*[5] *I think that's the only thing that will change.*” Spurlock fragt nach: „*Out of everything?*”[6] Der Mediziner bestätigt: „*Out of everything!*”[7] Und der dritte Arzt wagt folgende Vorausschau: „*As far as you gaining weight, you probably will. As far as your cholesterol going up, it probably will. As far as you feeling miserable, maybe. I don't know. Unless you start cheating and just order the salads.*”[8]

Sie werden eines Besseren belehrt, denn tatsächlich ist es bereits kurz nach Halbzeit (Tag 18) so, dass sich alle Blutwerte und vor allem der Gesamtzustand von Spurlock drastisch verschlechtert haben. Dies geht so weit, dass die Ärzte dem freiwilligen Versuchskaninchen eindringlich ans Herz legen, das Experiment sofort abzubrechen, da sie ansonsten nicht für seine Gesundheit garantieren könnten. Zwar zieht er sein Projekt durch (vermutlich auch aufgrund der mitlaufenden filmischen Dokumentation), doch braucht er im Anschluss Monate, um sich zur Gänze zu erholen und sein gesundheitliches Ausgangsniveau und Ursprungsgewicht wieder zu erreichen. Das Fazit dieses spannenden und retrospektiv betrachtet durchaus gewagten Experiments am eigenen Körper nach einem recht überschaubaren Zeitraum von nur 30 Tagen:

- ✓ 12 Kilogramm Gewichtszunahme
- ✓ Von 11 auf 18 Prozent Körperfettanteil
- ✓ Massive Kopfschmerzen
- ✓ Stimmungsschwankungen
- ✓ Depressionen
- ✓ Erschöpfungszustände
- ✓ Herzbeschwerden
- ✓ Fettleber
- ✓ Starke Hungergelüste
- ✓ Anstieg des Gesamtcholesterins von 168 auf 230 mg/dl
- ✓ Veränderung des Blutdrucks von 130/105 auf 150/90
- ✓ Weniger Libido und sexuelle Leistungsfähigkeit[9]

Zum letzten Aspekt sei ergänzt, dass Ernährung erwiesenermaßen einen maßgeblichen Einfluss auf die Spermaqualität entfaltet: Studien zeigen, dass die häufige Zufuhr von Fastfood in den Samenzellen die Muster der DNA-Anhänge verändert. Diese Modifikation beeinflusst die Genaktivität und wird auch an den Nachwuchs weitergeben. Versuche an Ratten zeigen, dass die Jungen mit einem gestörten Zucker- und Fettstoffwechsel zur Welt kommen und später zu Diabetes neigen.[10] Hier kommt die Epigenetik zum Tragen, auf die wir in Teil II als Faktor noch eingehen werden. Einer der bemerkenswertesten Aspekte des Films und der Grund, warum ich diese Geschichte erzähle, ist für mich jener Moment, in dem einer der Ärzte lediglich von einer Erhöhung des Triglycerid-Wertes ausgeht. Dies deckt sich mit meinen Erfahrungswerten, wonach das Thema Ernährung in all seinen mannigfaltigen Facetten in der konventionellen Medizin zumeist – glücklicherweise nicht immer – unterbelichtet bleibt und einen zu geringen Stellenwert erhält.

Davon zeugen auch die klassischen Krankenhausmahlzeiten, die zumindest bei uns in Österreich (vielleicht ist das in Deinem Land ja völlig anders?) vorwiegend auf traditioneller Hausmannskost beruhen und somit einen zu hohen Anteil an Zucker (Brot, Mehlspeisen und Desserts), tierischer Kost und Omega-6-Fettsäuren mitbringen. Das in ohnehin zu geringen Dosierungen angebotene Obst und Gemüse wiederum stammt aus Kostengründen in der Regel aus konventioneller Landwirtschaft. Auf diese Weise gelangen zu allem Überfluss Rückstände von Pestiziden, Herbiziden und Fungiziden in den Organismus des Patienten – Substanzen also, die toxisch sind und die der Körper unter hohem Energieaufwand wieder ausleiten muss. Jeder noch so kleine Energiefunke (letztlich nichts anderes als ATP bzw. Elektronen) sollte jedoch dem Genesungsprozess bzw. den Selbstheilungskapazitäten, die unseren Zellen innewohnen, zugutekommen.

Je bewusster und gezielter wir uns von hochwertigen Lebensmitteln ernähren, desto wirkkräftiger können diese in unserem Organismus eine heilsame Wirkung entfalten. Das betrifft nicht nur die Menge an Energie, die wir aus unserer Nahrung schöpfen; unser Körper bezieht auch Baustoffe aus dem Essen, die er benötigt, um sowohl auf der physischen als auch der psychischen Ebene ein perfektes Gleichgewicht, Homöostase genannt, aufrechtzuerhalten. Nicht zuletzt spielt die Informationsebene eine wichtige Rolle, denn jedes Molekül, dem wir die Eingangspforte öffnen, setzt in unseren Zellen bestimmte Prozesse in Gang oder beeinträchtigt diese. Der 2017 verstorbene Autor Michael Buchholz formuliert es folgendermaßen: „Alle Nahrung, die du ißt, wird von deinem Körper in körpereigene Materie und diese wiederum je nach Bedarf in Energie umwandelt. Es ist logisch: Je wertvoller deine Nahrung ist, desto mehr Energie kann dein Körper – und über deinen Körper dein Geist – daraus beziehen. Wenn du dein Auto mit minderwertigem Benzin betankst, wird dein Motor als Energielieferant viel schwerer arbeiten müssen, weniger Leistung erbringen und deutlich früher verschleißen. Tankst du wertvollen Treibstoff, schonst du den Motor, er hält länger und treibt dein Auto zudem kraftvoller an. Beim Auto leuchtet uns das unmittelbar ein, bei uns selbst seltsamerweise nur schwer. Da dein

Körper sich in festen Zyklen selbsttätig erneuert (...), bestehst du wortwörtlich aus dem, was zu zuvor gegessen und getrunken hast. Du *bist*, was du *ißt.* (...) Je wertvoller die Dinge sind, die du da *in dich hineinläßt*, desto mehr Energie bekommst du. Wähle sie darum sorgfältig aus."[11]

Genau das ist das Ziel dieses Buches: Einen Leitfaden an elementarem Wissen über Ernährung in Kombination mit konkreten Lebensmitteln, die diesen Namen auch verdienen, zur Verfügung zu stellen. Ein Leitfaden, der es uns ermöglicht, unser tägliches Essen zukünftig bewusster und sorgfältiger auszuwählen. Zuletzt die Frage aller Fragen: Erhebt dieses Buch Anspruch auf Vollständigkeit? Nein, natürlich nicht. Es gibt Tausende und Abertausende von gesunden und im wahrsten Sinne des Wortes heilenden Lebensmitteln und nicht alle finden Platz auf diesen Seiten. Allerdings habe ich essentielle Nahrung bzw. Nahrungsbestandteile herausgegriffen, deren Wert sich über lange Zeit – zum Teil über Jahrtausende – bewährt hat und mit denen ich auch selbst im Laufe meiner Tätigkeit über die letzten Jahre hinweg in sehr positiven und bereichernden Kontakt gekommen bin.

---

3. Spurlock 2004, Zeitcode 08:32-09:27

4. „Ich glaube, im schlimmsten Fall erhöhen sich Ihre Triglycerid- und Cholesterin-Werte. Und wenn es in Ihrer Familie Herzkrankheiten geben sollte, dann setzen Sie Ihr Herz einem erhöhten Risiko aus."

5. „Ich erwarte einen Anstieg Ihrer Triglyceride zu sehen, denn dieser Wert kann betroffen sein. Sie sind im Moment bei 87 und ich denke, das wird sich verändern. Ich denke, das ist auch das Einzige, was sich verändern wird."

6. „Von allen Werten?"

7. „Von allen Werten!"

8. „Was Ihr Gewicht betrifft: Ja, Sie werden wahrscheinlich zunehmen. Was Ihr Cholesterin betrifft: Ja, das wird wahrscheinlich steigen. Ob Sie sich schlecht fühlen werden? Vielleicht, ich weiß es nicht. Außer Sie schummeln und bestellen nur die Salate."

9. Spurlock bezeichnet sein bestes Stück während dieser Zeit als „wertlos".

10. vgl. Manz 2023, abgerufen am 24.6.2024

11. Buchholz 2002, 109f.

DAS MINDSET ALS ENTSCHEIDENDER FAKTOR

„Wenn du erkennen würdest, wie mächtig deine Gedanken sind, würdest du niemals einen negativen Gedanken denken."

Peace Pilgrim (1908 – 1981)
Friedensaktivistin

Sobald wir einen Grundschatz an Wissen über artgerechte Ernährung angesammelt haben, können wir sofort tätig werden und alles zum Besseren verändern. Oder vielleicht doch nicht? Tatsächlich gibt es gemäß meiner Erfahrung einen maßgeblichen Faktor, der sich als Hindernis vor vielen Menschen aufbaut: ihre Gewohnheiten. Von Gewohnheiten – vor allem liebgewonnenen – wollen wir uns nur äußerst ungern trennen, denn sie bieten uns Struktur und Sicherheit in einer in ihrer Komplexität unübersichtlich gewordenen Welt. Der US-amerikanische Pädagoge und Bildungsreformer Horace Mann prägte im 19. Jahrhundert den Ausspruch: „Die Gewohnheit ist ein Seil. Wir weben jeden Tag einen Faden und schließlich können wir es nicht mehr zerreißen." Dabei ist es völlig gleichgültig, ob es sich um eine gute oder schlechte Gewohnheit handelt; eine, die uns dient oder eine, die uns schadet – sie wird mit jedem Faden stärker und scheinbar unveränderbarer. Selbstverständlich gilt das auch für unsere Essensgewohnheiten. Vor diesem Hintergrund lohnt sich ein Blick darauf, wie solche Gewohnheiten eigentlich entstehen.

Alles beginnt mit unseren Gedanken. Sie gehen uns harmlos scheinend durch den Kopf und wir wissen gar nicht, wie mächtig sie sind. Manche dieser Gedanken werden von uns völlig bewusst gedacht, der viel größere Teil aber – 90 Prozent – ist unbewusst. Sich diesen Umstand vor Augen zu halten, ist insofern bemerkenswert, als unsere Gedanken in letzter Instanz unser Sein bestimmen. Wir sind und werden, was wir denken! Die Summe all dieser Gedanken nennen wir das *Mindset.*[12]

Mit einem Gedanken geht blitzschnell ein Gefühl einher. Probiere es aus: Denk an die größte Ungerechtigkeit, die Du je erfahren musstest! Denk an den größten Verlust, den Du je erlitten hast! Denk an die peinlichste Situation, die Dir je widerfahren ist! Denk an das Großartigste, was Dir je gelungen ist! Denk an die schönste Erfahrung, die Du je machen durftest! Denk an den Dir liebsten Menschen auf dieser Welt!

Gelingt es Dir, die zu diesen Superlativen aufsteigenden Gedanken und Bilder völlig neutral zu betrachten? Oder gehen damit Gefühle einher? Gefühle wie Wut, Traurigkeit, Scham, Freude oder Liebe? Falls letzteres der Fall ist: Es ist dieses Gefühl, das uns in jener Situation, in der es entsteht, zum Aussprechen oder Nicht-Aussprechen eines bestimmten Wortes, zum Setzen oder Nicht-Setzen einer bestimmten Handlung bewegt. Das daraus resultierende Ergebnis wiederum führt uns zurück zum Gedanken, denn es beeinflusst, wie wir über das Geschehene denken – und ob wir beim nächsten Mal bewusst oder unbewusst auf eine Wiederholung desselben Schemas oder dessen Vermeidung abzielen. Diese Abfolge wird „Prozess der Manifestation" genannt:

Gedanke → Gefühl → Wort/Handlung → Ergebnis → Gedanke

Wenn wir auf Wiederholung abzielen, ergibt sich daraus eine immer wiederkehrende Handlung – und diese nennen wir Gewohnheit. In leicht abgewandelter Form gestaltet sich der Prozess dann folgendermaßen:

Gedanke → Gefühl → Gewohnheit → Ergebnis → Gedanke

Oft spielt es bei Gewohnheiten gar nicht die wesentliche Rolle, ob sie uns gut tun. Ganz im Gegenteil, in vielen Fällen wissen wir sogar, dass sie uns schaden. Dennoch verfolgen wir die Gewohnheit weiter. Sie gibt uns Sicherheit, einen hormonellen Kick, Bestätigung ... Du kannst die Lücke an dieser Stelle mit eigenen Ideen auffüllen. Der springende Punkt ist der: Wenn uns bewusst ist, dass uns eine Gewohnheit mehr schadet als nutzt – und das ist insbesondere bei Ernährungsgewohnheiten oft der Fall –, dann haben wir die Möglichkeit, sie gezielt zu verändern. Wie gelingt uns das? Indem wir uns vor Augen halten, dass alles mit unseren Gedanken beginnt. Der erste Baustein ist stets ein loser, für sich allein stehender Gedanke. Wenn wir nun lernen, unsere Gedanken aus gesunder Distanz zu beobachten und kritisch auf ihre Qualität zu prüfen, anstatt uns ständig mit ihnen zu identifizieren, haben wir einen wertvollen Mechanismus zur Verfügung, unsere Gefühlswelt sowie die daraus hervorgehenden Worte, Handlungen und Gewohnheiten zum Besseren zu verändern. Auch oder gerade, wenn es um etwas emotional so stark Besetztes wie unser Essen geht.

Das Ganze wäre übrigens halb so wild, wenn wir lediglich von 10 oder 20 Gedanken pro Tag sprechen würden. Tatsächlich weist uns die Gehirnforschung jedoch darauf hin, dass wir täglich etwa 60.000-80.000 Gedanken denken. So erhält der Prozess der Manifestation noch einmal eine ganz andere Dimension und Bedeutung. Viele dieser Gedanken sind zudem alles andere als konstruktiv und optimistisch. Umso bedeutsamer ist es, im Umgang mit unseren Gedanken Schritt für Schritt bewusster zu werden und eine verstärkte Gedankenkontrolle zu erlangen. „Gedankenkontrolle" (und ich spreche hier ausschließlich von der Kontrolle der eigenen Gedanken und nicht der Manipulation anderer) ist leider kein Schulfach und auch kein Studienzweig, obwohl es meines Erachtens eine der wichtigsten Fähigkeiten ist, die wir je erlernen können. Am nächsten kommen wir diesem Feld noch im Bereich des Mentaltrainings. Jeder gute Mentaltrainer wird Dich ermuntern, so bewusst wie möglich auf Deine Gedanken zu achten. Sie sind der Ausgangspunkt für unzählige Folgewirkungen, von denen wir viele im Nachhinein als plumpe Zufälle klassifizieren, weil wir die dahinterstehende Ursache-Wirkungs-Kette nicht überblicken. Es ändert aber nichts daran, dass irgendwann alles mit einem einzelnen Gedanken seinen Anfang nahm.

Wie sagte einst einer meiner Mentoren zu mir: „Du bist nicht Deine Gedanken, Du hast welche. Du bist nicht Dein Verstand, Du hast einen." Ich habe lange über diese Aussage nachgedacht und meditiert, bis ich das Gefühl hatte, sie zumindest teilweise verstanden zu haben und für mich nutzen zu können. Ich wünsche Dir, dass Du ihren Gehalt schneller als ich erfassen und Dir dienlich machen kannst.

***

Nachdem Du dies nun alles weißt (wenn Du es denn akzeptieren kannst und möchtest): Was könnte in puncto Ernährung eine erste Gewohnheit sein, die Du herausforderst und veränderst, um zu einer besseren Lebensqualität und Vitalität zu gelangen? Vielleicht hast Du sofort eine Idee für Dich. Falls nicht und Du offen bist für Empfehlungen, kann ich Dir aus meiner eigenen Erfahrung zwei Aspekte ans Herz legen:

1. Reduziere Deinen Zuckerkonsum auf ein absolutes Minimum!

Ich weiß, das ist leichter gesagt als getan – aber es ist möglich. Ich vollzog diesen Schritt im Sommer 2015 und das nicht primär aus eigener Motivation, sondern durch die Initiative meiner damaligen Partnerin. Sie hatte während eines Abendessens auf einer Almhütte einen Reflux[13] erlitten. Diese Erfahrung war für sie so traumatisch, dass sie sich in den kommenden Wochen intensiv mit dem Thema Ernährung beschäftigte. Recht bald stieß sie im Zuge ihrer Recherchen auf die Säure-Basen-Balance, also ein ausgewogenes Verhältnis zwischen sauren und basischen Lebensmitteln. Für mich war das damals Neuland, aber ich war durchaus offen dafür und so starteten wir ein Experiment: Da alle Süßigkeiten, die wir im Laufe einer Woche so gerne naschten, gemäß den Ernährungstabellen, die nun unsere Wohnung Zimmer für Zimmer durchzogen, auf der sauren Seite beheimatet waren, entschieden wir, auf diese fortan zu verzichten. Der Effekt war bemerkenswert und – zumindest für mich – ambivalent gleichermaßen: Ein halbes Jahr später hatten wir beide sechs Kilogramm Gewicht verloren. Während sich meine Partnerin über diesen Aderlass an Fettgewebe hocherfreut zeigte, war ich nun auf ein Körpergewicht von nur mehr 57 Kilogramm gefallen. Das war natürlich für meine Körpergröße von 1,80 Meter viel zu wenig und nicht mehr besonders stattlich (später sollte es mir allerdings gelingen, auf gesunde Weise 15 Kilogramm zuzunehmen und erstmals in meinem Leben mein Idealgewicht zu erreichen, dort stehe ich auch heute). Auf der Habenseite konnten wir jedoch beide vermerken, dass wir uns deutlich wacher, vitaler und ausgeruhter fühlten. Um mit Mr. Spock zu sprechen: „Faszinierend!“

Rückblickend war dies nur der erste Schritt, denn die Zufuhr von Zucker stellt sich nicht immer so offensichtlich dar wie in Form von deklarierten Süßigkeiten. Es gibt mannigfaltig versteckte Zuckerarten, die wir kaum wahrnehmen. Sie sind fast immer in industriell prozessierten und abgepackten Produkten enthalten. Wenn es Dir die Mühe wert ist, lies in Zukunft bei Fertigprodukten nach, welche Inhaltsstoffe enthalten sind und wie hoch der Anteil an Kohlenhydraten ist, über letzteren Punkt gibt die Nährwerttabelle Auskunft. Lass Dich nicht davon beirren, dass unter den Kohlenhydraten die Rubrik „davon Zucker“ aufscheint. Als „Zucker“ werden in diesem Fall lediglich Einfach- und Zweifachzucker definiert, allerdings sind auch die dort nicht genannten Mehrfachzucker letztlich Zucker. Generell gilt: Der Gesamtkohlenhydrat-Gehalt sollte so gering wie möglich sein.

Die vermutlich größte Hürde im Rahmen dieser völlig freiwilligen Zuckerdiät habe ich mir für den Schluss aufgehoben: Die in unserer Hausmannskost am häufigsten vorkommende und am besten versteckte Zuckerart überhaupt ist nicht der weiße Haushaltszucker, sondern die Stärke. Ihr Name deutet für jemanden, der sich nicht in die Materie vertieft hat, in keinerlei Weise darauf hin, dass wir hier von Zucker sprechen. Gleichzeitig schmeckt sie nicht süß, somit erregt sie diesbezüglich ebenso wenig Verdacht. Leider ändert dies alles nichts daran, dass die Stärke ein Mehrfachzucker ist, den wir hochdosiert in Form von Getreide und dessen Ablegerprodukten zu uns nehmen: Brot, Gebäck, Mehlspeisen und Nudelgerichte. Hinzu gesellt sich der Umstand, dass die meisten Stärkeprodukte auf Weizen, Roggen, Gerste oder Dinkel basieren und somit glutenhaltig sind. Der Gastroenterologe[14] Prof. Dr. Alessio Fasano vertritt die Meinung, dass Gluten nicht nur für Personen mit Zöliakie bzw. Glutenunverträglichkeit problematisch ist, sondern allen Menschen schadet – es werde nur nicht jeder davon krank.[15] Auch renommierte Ärzte wie Dr. Robert H. Lustig, Dr. med. William Davis oder Dr. David Perlmutter haben eine ausdrücklich kritische Sichtweise zur Getreidestärke. Dies drückt sich in Buchtiteln wie „Die bittere Wahrheit über Zucker“[16] „Weizenwampe“[17] oder „Dumm wie Brot“[18] undiplomatisch aus.

Aber selbst wenn Dir die Reduktion der stärkehaltigen Lebensmittel schwerfallen sollte, ist schon viel gewonnen, wenn Du es schaffst, die Süßspeisen und Fertigprodukte mit verstecktem Zucker zu verringern. Solltest Du das eine oder andere Kilo zu viel haben, könnte dieses bald der Vergangenheit angehören. Der unmittelbarste Effekt, den ich bei meinen Klienten immer wieder beobachte, ist der Zugewinn an Energie in Form von Vitalität, Dynamik und kognitiver Leistungsfähigkeit. Ich kann Dich ermuntern, es zu wagen, denn die Resultate zeigen sich schnell!

2. Trink mehr reines Wasser!

Das Trinken von Wasser ist eigentlich nicht das Thema dieses Buches, zumindest nicht im engeren Sinne. Im weiteren Sinne allerdings sehr wohl, da die Verwertung von Nahrung eng mit unserem Wasserkonsum verknüpft ist. Im Idealfall besteht unser Körper bis ins hohe Alter zu über

70 Prozent aus Wasser, das Gehirn sogar zu 85 Prozent. Im zugegeben nicht so selten auftretenden Nicht-Idealfall nimmt diese Menge im Laufe des Lebens stetig ab. Irgendwann sitzen wir im wahrsten Sinne des Wortes auf dem Trockenen. Dann sind viele biochemische und zellphysiologische Prozesse in unserem Organismus nicht mehr ordnungsgemäß durchführbar. Resultat: Diverse Funktionseinschränkungen, die wir als Symptome, Beschwerden und Krankheiten bezeichnen, brechen sich Bahn. Im Schnitt verlieren wir jeden Tag über den Urin (Nieren), den Kot (Darm), unsere Abatmung (Lunge) und den Schweiß (Haut) je nach Gewichtsklasse zwei bis drei Liter Wasser. Weil viele Menschen diesen Wasserverlust nicht genügend kompensieren und sich am Ende des Tages daher nicht zumindest ein Nullsummenspiel ergibt, sondern meistens sogar eine Minusrechnung, sind ca. zwei Drittel der Mitteleuropäer heute chronisch dehydriert, ohne es zu wissen. Das ist für wenige Tage und Wochen keine große Sache, aber längerfristig ein massives Problem, da Wasser unzählige Aufgaben im Körper hat, die keine andere Substanz dieser Welt erfüllen kann. Das gilt auch für unsere Ernährung. Zum einen ist Wasser das Transportmittel schlechthin für Nährstoffe (Blut besteht zu 90 Prozent aus Wasser), zum anderen ist es ein unverzichtbares Lösungsmittel. Durch Wasser kann die aufgenommene Nahrung um ein Vielfaches effizienter verdaut werden.

Wie viel Wasser sollten wir täglich zu uns nehmen? Als Faustregel für den Wasserkonsum eines erwachsenen Menschen gilt: 0,3-0,5 Liter Wasser pro 10 Kilogramm Körpergewicht. Das würde beispielsweise bei einer 50-Kilo-Frau 1,5-2,5 Liter Wasser pro Tag entsprechen und bei einem 80-Kilo-Mann 2,4-4 Liter. Die Rechnung ist einfach: Mehr Gewicht = mehr Körperzellen = mehr Wasserbedarf. Denn der Körper besteht ja letzten Endes nur aus 100 Billionen einzelnen Zellen. Ein letzter Hinweis: Am wichtigsten ist das Wassertrinken morgens bzw. vormittags auf nüchternen Magen. Bevor wir die erste feste Nahrung zu uns nehmen, sollten wir bereits mindestens einen halben Liter, besser noch einen ganzen Liter reines Wasser verinnerlicht haben.

Wenn Du gute Literatur über die tiefgreifende Wirkung von Wasser lesen möchtest, so kann ich Dir die Werke des 2004 verstorbenen iranischen Arztes Fereydoon Batmanghelidj ins Herz legen. Sein wohl bekanntestes Buch trägt den Titel „Sie sind nicht krank, Sie sind durstig!“ und erläutert, warum unzählige Krankheitssymptome – von Diabetes über Krebs bis hin zu beeinträchtigten Gehirnfunktionen und viele mehr – als laute Rufe des Körpers nach Wasser verstanden werden sollten.

***

Gelingt es Dir tatsächlich, Zucker in jedweder Form stark zu reduzieren und reines Wasser deutlich zu erhöhen, wirst Du das in Form eines positiv veränderten Körpergefühls und einer stabileren Psyche rasch spüren. Und gleichzeitig hast Du die ersten beiden Schritte in die Welt der Salutogenese getan, die wir mit dem nächsten Kapitel noch tiefgründiger betreten.

---

12. Obgleich ich kein großer Freund von leichtfertig eingestreuten Anglizismen in der deutschen Sprache bin, bleibe ich hier beim englischen Wort. Mindset ist wesentlich allumfassender als die meist verwendete deutsche Bezeichnung *Denkweise*.

13. Reflux bezeichnet den Rückfluss von Magensäure (und manchmal Gallensäure) in die Speiseröhre, die der Schließmuskel des Magens aus verschiedensten Gründen nicht zurückhält.

14. Die Gastroenterologie beschäftigt sich mit der Diagnostik, Therapie und Vorsorge von Erkrankungen des Magen-Darm-Traktes.

15. vgl. Fasano 2015

16. vgl. Lustig 2021

17. vgl. Davis 2013

18. vgl. Perlmutter 2014

SALUTOGENESE ALS GESUNDHEITSKONZEPT DER ZUKUNFT

„Der Arzt der Zukunft wird keine Medizin mehr verabreichen, sondern seine Patienten vielmehr dazu anregen, sich für den menschlichen Körper, für Ernährung und für die Ursache und Prävention von Krankheiten zu interessieren."

Thomas Edison (1847-1931)
Erfinder

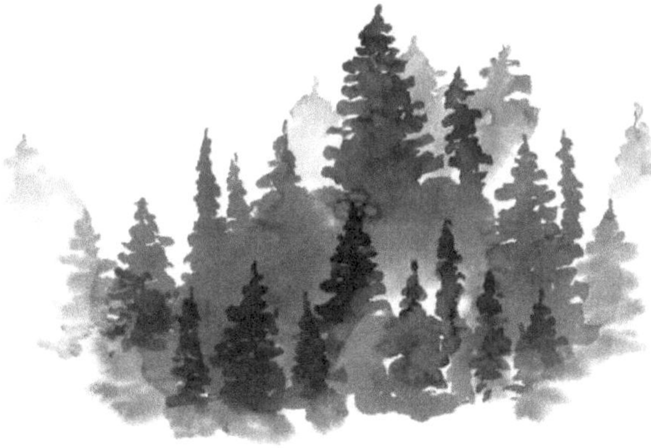

Thomas Edison sprach sich schon vor 100 Jahren für die Salutogenese aus, auch wenn er nicht dieses Wort benutzte. Er konnte es noch nicht kennen, da es erst in den 1970er Jahren durch den israelisch-amerikanischen Medizinsoziologen Aaron Antonovsky als Komplementärbegriff zur Pathogenese geprägt wurde. Im selben Jahrzehnt begann auch der Pharmakologe Paul Clayton nach und nach einen Paradigmenwechsel zu vollziehen: „Ich war klinischer Pharmakologe, der mit Pharmazeutika gearbeitet hat, bis ich in den 70er Jahren zu erkennen begann, dass die pharmakologischen Effekte von Nahrung und Nahrungsextrakten weit vielfältiger und bedeutender für unsere Gesundheit sind als jedes pharmazeutische Produkt. (...) Dieses neue Modell ist nicht von Medikamenten abhängig. Es benutzt einfache Ernährungsmethoden, um Krankheit zu reduzieren und unterstützt die Fähigkeit des Körpers, sich zu heilen. Damit ist es effektiver, kostengünstiger und nicht zuletzt freundlicher als das scheiternde System, an dem wir heute leiden. Es bietet für uns alle die Hoffnung auf ein besseres, gesünderes Leben.“[19]

Genau hier knüpft die Salutogenese an, denn sie stützt sich in ihrer Wirkungsweise ausschließlich auf ursprüngliche und unveränderte Naturstoffe bzw. die Gesetzmäßigkeiten der Natur. Salutogenese ist die Frage nach der Entstehung von Gesundheit, Vitalität und Langlebigkeit. Was braucht unser Körper tatsächlich? Wobei Körper hier eigentlich ein zu vager Begriff ist: In Wirklichkeit ist der Körper nichts anderes als eine Ansammlung von 100.000.000.000.000 (in Worten: 100 Billionen) einzelnen Zellen. Jede dieser Zellen ist ein eigenständiges Lebewesen, ein eigenständiger Organismus mit einem individuellen Bewusstsein. Erst indem sie miteinander kommunizieren und vor allem kooperieren, entsteht das, was wir Körper nennen und das, was uns als Mensch bewusstseinsmäßig ausmacht. Somit bleiben für mich als Salutogenetiker am Ende des Tages lediglich zwei Fragen übrig:

- Was braucht die Zelle, um optimal funktionieren zu können und wie kann ich ihr ein optimales Milieu bieten?
- Was sollte ich der Zelle besser ersparen?

Die Salutogenese gibt Antworten auf diese beiden Kernfragen. Nicht zuletzt deswegen wird sie sich nach meinem Dafürhalten in den kommenden Jahrzehnten als Gesundheitskonzept des 21. Jahrhunderts durchsetzen und als solches dazu beitragen, bestehende Systeme harmonisch in bessere und menschendienlichere zu transformieren. All jene Männer, Frauen und Kinder, die durch Salutogenese ihre Gesundheit, Lebensqualität und Vitalität wiedergefunden haben, sind schlicht und ergreifend zu einem Lebensstil zurückgekehrt, der im Einklang mit der Natur und deren Gesetzmäßigkeiten steht. Den Rest haben die Körperzellen selbst gemacht, denn wie schon der Urwaldarzt und Friedensnobelpreisträger Albert Schweitzer treffend festhielt: „Ich verrate Ihnen ein Berufsgeheimnis: Jeder Mensch heilt sich selbst."

Was er damit zum Ausdruck bringt, ist ein tiefes Maß an Eigenverantwortung für das Wohlergehen unseres physischen Vehikels namens Körper. Schweitzer schlägt hier in dieselbe Kerbe wie der schon einmal zitierte antike Hippokrates: „Krankheiten überfallen den Menschen nicht wie ein Blitz aus heiterem Himmel, sondern sind die Folgen fortgesetzter Fehler wider die Natur. Die Natur kann von keinem belehrt werden, sie weiß immer das Richtige." Die Salutogenese ist ein Zugang, der sich mit den facettenreichen, aber genial-einfachen Ursachen von Gesundheit auf jeder Ebene unseres Seins befasst. In der Salutogenese wird vom Standpunkt ausgegangen, dass Gesundheit nicht nur in einer Negativdefinition als Abwesenheit von Krankheit betrachtet werden darf, sondern vielmehr mit einer Positivdefinition unterlegt sein sollte. Sie beschäftigt sich daher mit der Frage, wie Menschen in der Lage sind, trotz Stress, Symptomen, Beschwerden, Krankheit und den täglichen Herausforderungen des Alltags ein hohes Maß an Wohlbefinden und Vitalität zu erreichen. Als Salutogenetiker konzentriere ich mich auf jene Faktoren, die dazu beitragen, dass der Mensch im Einklang mit der Natur gesund bleibt, wieder gesund wird oder zu einem gesünderen Leben findet als zuvor.

Die Salutogenese ist in den gesamten naturwissenschaftlichen Erfahrungsschatz aus Chemie und Biochemie, Physik, Physiologie, Psychologie und weiteren Sparten, die ja letztlich zu einem großen Ganzen gehören, eingebettet. Sie erklärt die wesentlichen Lebensabläufe und Zusammenhänge einfach und verständlich. Vor allem – und das ist neben der ausschließlichen Anwendung von Naturmitteln der wichtigste Aspekt – arbeitet sie ursachenbezogen. So gibt sie den Menschen in körperlicher, geistiger und seelischer Hinsicht ihre Eigenverantwortung wieder zurück. Nicht weniger ist angemessen, denn die Salutogenese sieht den Menschen – sieht Dich und mich – nicht nur als mechanisch funktionierenden Körper mit einem Gehirn als Zentrale des Bewusstseins, sondern als ein ganzheitliches Wesen. Ein Wesen aus Körper, Geist und Seele, das den göttlichen Schöpferfunken in sich trägt und hierhergekommen ist, um Erfahrungen zu machen. Um sich selbst zu entdecken, um sich zu entwickeln. So wirkt die Salutogenese denn auch in Johann Wolfgang von Goethes Geist, wenn dieser schreibt: „Behandle die Menschen so, als wären sie, was sie sein sollten, und Du hilfst ihnen zu werden, was sie sein können."

Die Quintessenz des salutogenetischen Wissens spiegelt sich im Hexagon der Salutogenese wider. Ein Hexagon ist deshalb auch ins Logo der von Kollegen und mir 2022 gegründeten „Internationalen Akademie für Salutogenese" (IAS) eingeflossen:

INTERNATIONALE AKADEMIE FÜR
SALUTOGENESE

Wasser, Ernährung, unsere Emotionen, Bewegung und Entspannung, unser Energiefluss sowie die Qualität des Raumfeldes – sechs Parameter, die definieren, ob wir in unserem Körper ein überwiegend basisches oder saures Milieu kultivieren. Diese Sichtweise korrespondiert mit Claude Bernards und Antoine Béchamps wesentlicher Erkenntnis: „Das Milieu ist alles!"

Ich bin davon überzeugt, dass wir die vielfältigen Herausforderungen des 21. Jahrhunderts nur mit einem veränderten Bewusstsein meistern können. Dieses Bewusstsein, das sich mühsam durch die engen Grenzen von Macht und Geld hindurchzuzwängen versucht, möchte uns mitteilen:

„Ihr Menschen seid nicht getrennt, weder von Euresgleichen noch von der Natur oder der Schöpfung. Ihr seid Teil des Universums. Alles ist eins.“ Die entscheidenden Entwicklungsschritte des Lebens beruhten immer auf Kooperation, Resonanz und Symbiose. Nur mittels dieser Werte können wir folgerichtig als Menschheit dauerhaft gesund, erfolgreich und vor allem glücklich sein.

Wir benötigen Vertrauen in das Gute im Menschen und in die Weisheit der Natur. Ich nenne diese Qualität Urvertrauen. Urvertrauen ist das perfekte Werkzeug, um jedweder Angst den Wind aus den Segeln zu nehmen. Salutogenese reicht uns Werkzeuge zur Hand, die es uns erleichtern, dieses Urvertrauen in unseren Körper und die Natur wieder neu zu entdecken. Es „wieder neu zu entdecken“ bedeutet, dass es im Grunde ja da ist, es ist in uns veranlagt, möglicherweise aber gerade ein bisschen verschüttet. Salutogenese zeigt auf, wie wir die Grundbedürfnisse unserer Zellen stillen, damit uns diese hochfunktional und zuverlässig auf unserem Lebensweg begleiten können. Unser Körper ist nichts anderes als ein physisches Gefährt, ein Avatar gewissermaßen, aus 100 Billionen Zellen. Und jede dieser Zellen ist ein eigenständiges Lebewesen, das wie alle Lebewesen am besten mit Liebe und Fürsorge gedeiht. Allem liegt eine einfache Regel zugrunde: Wenn wir – individuell oder als Gesellschaft – die Naturgesetze brechen, so brechen sie unweigerlich auch uns. Wenn wir sie jedoch beherzigen, so haben wir die besten Chancen, ein langes, freudvolles Leben in geistiger und körperlicher Fitness zu führen.

Das Gesundheitssystem der Zukunft wird auf völlig anderen Säulen basieren als das gegenwärtige Modell. Es wird einfache Prinzipien heranziehen, die im Einklang mit der Natur stehen und auf deren universellen Gesetzmäßigkeiten beruhen. Das in diese Richtung gehende Bewusstsein von immer mehr Menschen überall auf der Welt bietet für uns alle die Hoffnung auf ein besseres und gesünderes Leben. Die IAS soll zu diesem Paradigmenwechsel einen substantiellen Beitrag leisten. Sie wird ein offener Pool sein, der immerfort erweitert wird mit Wissen, welches auf Synergie, Resonanz und Kooperation beruht. Unsere Vision ist es, gemeinsam mit einer zunehmenden Anzahl von Gleichgesinnten, Tausende, Zehntausende, Hunderttausende und schließlich Millionen Menschen für die Salutogenese und ein verändertes Bewusstsein auf unserer Erde zu interessieren, zu faszinieren und zu begeistern. Letztlich ist das Ziel, den Menschen einen neuen Hafen zu bieten, der auf den Werten Liebe, Wahrheit, Freiheit, Einheit, Urvertrauen und Eigenverantwortung beruht.

***

Für mich begann der Weg zur Salutogenese vor vielen Jahren nicht durch eine eigene Erkrankung. Er begann durch eine Krebsdiagnose in meiner Familie. Ich kann mich noch gut erinnern, wie erschüttert wir alle waren und wie traumatisch ich die damaligen Tage empfand. Nachdem der erste Schock sich etwas gelegt hatte, wurde ich mir eines anderen, positiveren Gefühls bewusst: Entschlossenheit. Ich verspürte die kompromisslose Entschlossenheit, oft gegangene und in meinen Augen doch wenig zielführende therapeutische Pfade zu verlassen und stattdessen die Natur um Rat zu fragen. Ein Satz von Sebastian Kneipp tauchte in mir auf: „Die Natur ist die beste Apotheke." Mit der intuitiven Gewissheit, dass dies der vielversprechendste Weg war, machte ich mich auf die Suche.

In der Folge wurde ich zu faszinierenden Menschen geführt, die schwerste Krankheiten im Einklang mit der Natur bewältigt hatten und sich heute wieder bester Gesundheit erfreuen. Nicht nur das: Einige dieser Menschen begnügten sich nicht damit, *dass* sie wieder völlig gesund waren. Sie hatten sich sogar der Beantwortung der Frage verschrieben, *warum* sie wieder gesund geworden waren. Das waren jene Personen, die ich zu meinen Mentoren erkor und um deren Wissen ich mich bemühte, um es gleich einem Schwamm aufzusaugen. Die zahllosen Bruchstücke von vermeintlichem Wissen, Halbwissen und Besserwissen begannen sich in meinem Geist neu zu ordnen. Langsam, aber sicher entstand aus vielen einzelnen Puzzleteilen ein in sich vernetztes und stimmiges Gesamtbild. Es wurde für mich völlig nachvollziehbar, weshalb ein Körper unter gewissen Umständen regelrecht eine Krankheit ausbilden *muss* und welche natürlichen Wege es gibt, die Zellen wieder zu optimaler Funktionalität (sprich: Gesundheit) zurückzuführen.

Im Laufe der Zeit konnte ich Punkte identifizieren, die sich meines Erachtens als roter Faden durch den Großteil der Bevölkerung ziehen:

1. Wir sollten uns unserer Eigenverantwortung für unseren Körper und unsere Gesundheit zu 100 Prozent bewusst sein und uns nicht mit blindem Vertrauen auf das öffentliche Gesundheitssystem, die Medien und unsere Regierungen verlassen.

2. Wir dürfen uns wieder zurück ins Urvertrauen begeben. Damit meine ich: Wir dürfen wieder lernen (oder vielleicht besser: uns daran erinnern), dass die Natur vollkommen ist und in der Tat die beste Apotheke darstellt.

3. Wir trinken viel zu wenig und häufig auch suboptimales Wasser, was dessen Qualität, Struktur und Informationsgehalt anbelangt.

4. Wir nehmen zu viele Genussmittel zu uns: Alkohol, Nikotin und Kaffee dehydrieren unseren Organismus und fluten ihn mit Schadstoffen, die unsere Zellen nur unter größter Kraftanstrengung entsorgen können.

5. Wir bewegen uns zu wenig. In den Industrieländern leidet jeder zweite Mensch – also nicht weniger als die Hälfte der Bevölkerung – unter Bewegungsmangel. Regelmäßige Bewegung ist beispielsweise eine der wichtigsten Voraussetzungen für die körpereigene Entgiftung.

6. Wir haben zu viel Stress. Unser Leben ist äußerlich geprägt von der Maxime „Schneller, höher, weiter, mehr!" und innerlich von sorgenvollen Gedanken. Beides schüttet andauernd Stresshormone aus und hindert uns an tiefen Entspannungsphasen – vor allem während des Schlafens.

7. Nicht zuletzt: Wir ernähren uns zu sauer, also zu arm an lebenswichtigen Elektronen. Wir können im Körper durch das, was wir essen, ein basisch-elektronenreiches Milieu begünstigen. Dafür braucht es vor allem Pflanzen, Pflanzenextrakte und Pilze, wovon ein Großteil der Bevölkerung zugunsten von Fertigprodukten heutzutage zu wenig isst.

Es ist wie mit allem im Leben: Bewusstsein und Wissen wirken befreiend. Um mit den Worten des 2009 verstorbenen amerikanischen Autors und Motivationstrainers Jim Rohn zu sprechen: „Je stärker das Warum, desto einfacher das Wie!" Je klarer uns also die Herausforderungen sind, desto leichter fällt es uns, sie anzunehmen und vor allem: sie erfolgreich zu bewältigen.

Was hat die Salutogenese mir persönlich gebracht? Unglaublich viel. Um einige Beispiele zu nennen:

- Ich hatte ab Beginn der 2010er Jahre ein Knochenmarksödem im rechten Sprunggelenk, das meine Mobilität sowohl beim Laufen als auch beim Gehen über Jahre hinweg massiv beeinträchtigte. Eine Arthroskopie stand im Raum. Mit Salutogenese wurde diese überflüssig, das Sprunggelenk erholte sich hervorragend und ist heute wieder voll leistungsfähig.

- Aufgrund meines zu hohen Zuckerkonsums – ab und zu Süßigkeiten und Kuchen, aber vor allem viel zu viel Getreidestärke in Form von Brot und Backwaren – hatte sich eine nicht-alkoholische Fettleber gebildet. Wäre diese Entwicklung linear weiterverlaufen, wäre das Endergebnis über kurz oder lang wohl eine Leberzirrhose[20] gewesen. Mit Salutogenese und damit einhergehend einer starken Reduktion des Zuckers kehrte die Leber innerhalb weniger Monate zu ihrem gesunden Zustand zurück. Auf diese Weise konnte sie natürlich auch ihrer Tätigkeit als Dreh- und Angelpunkt der körpereigenen Entgiftung wieder wesentlich besser nachkommen.

- Mein Energieniveau ist signifikant gestiegen. Wo ich früher eher abgeschlagen und rasch müde war, fühle ich mich heute viel vitaler und leistungsfähiger – obwohl die Geburtsurkunde etwas anderes sagt. Aber das Altern und das Älterwerden sind wie schon festgestellt zwei Paar Schuhe. Chronologisch werden wir mit jeder Umrundung der Erde um die Sonne zweifellos um ein Jahr älter, doch wie sich das biologisch und metabolisch niederschlägt, definieren wir eigenverantwortlich.

- Nicht zuletzt: Bis zu meinem 36. Geburtstag war ich bei einer Körpergröße von 1,80 Meter notorisch untergewichtig. Meinen Tiefpunkt erreichte ich Ende 2015 im Zuge der zuvor erwähnten Zuckerreduktion mit nur mehr 57 Kilogramm. Ich war hager und eingefallen, meine Haut hatte einen gräulichen Teint. Um es galant zu formulieren: Ich war kein Bild von einem Mann. Ab Anfang 2016 lernte ich die Werkzeuge der Salutogenese kennen und machte sie mir zunutze, um auf gesunde Art und Weise an Gewicht zu gewinnen. Und siehe da – es funktionierte. Mit Faszination beobachtete ich, wie mein Körper Monat für Monat Kilogramm für Kilogramm an magerer Muskelmasse aufbaute und der Körperfettanteil trotzdem bei maximal 10-12 Prozent verharrte. Heute bin ich konstant zwischen 71 und 73 Kilogramm Körpergewicht und genieße es, nicht mehr auszusehen, als würde mich im nächsten Moment ein Windstoß hinwegfegen. Viel wichtiger noch als der rein ästhetische Aspekt ist allerdings, dass sich auch mein Körpergefühl und meine Körperwahrnehmung unglaublich positiv verändert haben. Vor allem habe ich durch mein Gewichtsprojekt das Urvertrauen zurückgewonnen, meinen Körper durch meinen Lebensstil unmittelbar beeinflussen und gestalten zu können. Dieses tiefe Vertrauen habe ich auch in Bezug auf die Sphären Gesundheit oder Krankheit.

Viele Geschichten, welche die Salutogenese aus den letzten zehn Jahren erzählt, betreffen andere Menschen. Und so manche mögen auf den ersten Blick schwer zu glauben sein, doch sie haben sich so ereignet. Um ein paar Beispiele zu nennen: ein Lungenkrebspatient im Endstadium, der sich erholte und heute wieder ein gesundes Leben führt; eine Frau, welche die scheinbar nicht lösbare Weißfleckenkrankheit (Vitiligo) hinter sich lassen konnte; eine andere Frau, deren Aneurysma sich durch den salutogenetischen Lebensstil zuerst zurückbildete und schließlich innerhalb eines halben Jahres ganz verschwand; eine Person, die nach 13 Jahren Diabetes 2 der Vergangenheit anheimfallen ließ; eine Freundin, die zum ersten Mal seit Jahren wieder gut und fest schlafen kann. Und so weiter und so fort. Vieles ist möglich, denn die Grenzen sind in Wirklichkeit nur in unserem Kopf.[21]

19. Clayton 2018, 5.

20. Eine Leberzirrhose ist eine Lebererkrankung mit Vernarbung, Funktionsverlust und potenziell lebensbedrohlichen Komplikationen.

21. Wenn Du weitere Informationen zur Salutogenese haben möchtest, findest Du diese im Internet unter www.linktr.ee/salutogenese bzw. auf meiner Homepage www.marcushoelzl.com.

TEIL II

DIE KOSMOLOGIE DER ERNÄHRUNG

„Der Mensch! Er opfert seine Gesundheit, um Geld zu verdienen. Wenn er es hat, opfert er sein Geld, um seine Gesundheit zurückzuerlangen. Und er ist so auf die Zukunft fixiert, dass er die Gegenwart nicht genießt. Das Ergebnis ist, dass er weder die Gegenwart noch die Zukunft lebt. Er lebt so, als ob er nie sterben würde und schließlich stirbt er, ohne jemals richtig gelebt zu haben."

Tenzin Gyatso (*1935)

Mönch und gegenwärtiger Dalai Lama

Lassen wir Teil II ganz am Anfang beginnen: beim Urknall. Das mag ungewöhnlich anmuten für ein Ernährungsbuch, denn warum sollte es notwendig sein, fast 14 Milliarden Jahre auszuholen, um zu erläutern, was hier und heute für meinen Körper an Nährstoffen wichtig ist? Nun, zwingend notwendig ist es in der Tat nicht und theoretisch ist es Dir somit auch möglich, dieses Kapitel zu überspringen und Dich gleich dem nächsten Part zuzuwenden. Gleichzeitig halte ich es – und das ist ein Erfahrungswert – für zutiefst sinnvoll, darüber zu reflektieren, wie organisches Leben und somit auch unser Körper in diesem Universum überhaupt entstehen konnte. Mit dieser Basis im Gepäck lässt sich nämlich auf wundersame Weise ein tiefergehendes Verständnis dafür entwickeln, weshalb unser Organismus zum Überleben auf physische Nahrung angewiesen ist.

ATOME
DIE LEGOBAUSTEINE DES UNIVERSUMS

Vor 13,8 Milliarden Jahren begann gemäß Stand der gegenwärtigen wissenschaftlichen Forschung dieses Universum zu existieren. Aus einer sogenannten Singularität heraus entstanden in einem einzigen Augenblick Raum, Zeit und Materie. Wobei das mit der Materie, um die es uns ja geht, zugegeben etwas länger dauerte. In einer ersten Phase, die sich unmittelbar nach dem Urknall ereignete und die nur wenige Minuten dauerte, entstanden die ersten Atome: das Wasserstoff-Atom, gefolgt von Helium, Lithium und Beryllium. Mengenmäßig nahm der Wasserstoff (abgekürzt: H für „Hydrogenium“) mit 75 Prozent den größten Teil ein, Helium brachte es auf 25 Prozent und Lithium und Beryllium waren nur in geringsten Mengen vorhanden. Vier Atome aber sind definitiv zu wenig, um Leben, wie wir es heute kennen, entstehen zu lassen. Als Grundvoraussetzung für organisches Leben wird seitens der Wissenschaft stets Wasser betont. Wasser kann es aber zu diesem Zeitpunkt noch gar nicht geben, da es sich aus Wasserstoff (H) und Sauerstoff (O) zusammensetzt – die chemische Formel lautet bekanntlich H_2O – und Sauerstoff schlicht und ergreifend noch nicht existiert. Wie machen wir also weiter? Oder wie macht das Universum weiter? Ganz einfach, es geht den nächsten Schritt.

Es läutet die zweite Phase der Entstehung von Materie ein. Für diesen zweiten kosmischen Akt müssen wir uns in etwas Geduld üben, denn es vergehen geschlagene 400 Millionen Jahre, bis er beginnt. Was geschieht? Wasserstoff und Helium verdichten sich nach und nach zu ersten Sternen und die ungeheuren Hitze- und Druckverhältnisse in diesen Sternen führen zu Kernfusionsreaktionen. Das bedeutet, dass Atomkerne miteinander verschmelzen und dadurch größere und schwerere Atome entstehen. In einem Stern, der uns allen wohlbekannt ist, nämlich unserer Sonne, läuft dieser Prozess bis zum heutigen Tag ab. Die Wasserstoffe-Atome dort fusionieren unentwegt zum nächstschwereren Atom, dem Helium. Dieser Prozess der Kernfusion setzt – wie die Kernspaltung übrigens – gewaltige Mengen an Energie frei. Irgendwann ist der Wasserstoff-Vorrat aufgebraucht und die Sonne ausgebrannt, dann geht sie den Weg alles Endlichen. Auch in unserem Sonnensystem wird das eines Tages der Fall sein, allerdings erst in ca. 4 Milliarden Jahren.

Es endet aber eben nicht mit Helium, sondern setzt sich wie eine Lawine fort. Auf diese Weise entsteht das fünfte Element (nicht zu verwechseln mit dem gleichnamigen Film), das auf den Namen Bor getauft wird und im Grunde nichts anderes ist als fünf miteinander verschmolzene bzw. fusionierte Wasserstoff-Atome. Wirklich interessant wird es nun in den nächsten Schritten, denn die Nummern 6, 7 und 8 in dieser Kaskade sind Kohlenstoff (C für Carbonium), Stickstoff (N für Nitrogenium) und Sauerstoff (O für Oxygenium). Ich nehme an dieser Stelle etwas vorweg, was vermutlich auch das Ziel meiner kosmologischen Ausführungen klarer werden lässt: Der menschliche Körper besteht zu 63 Prozent aus Sauerstoff, zu 20 Prozent aus Kohlenstoff, zu 10 Prozent aus Wasserstoff und zu 3 Prozent aus Stickstoff. Diese vier Elemente alleine machen atomar betrachtet 96 Prozent unseres Körpers aus, wir sprechen deshalb auch von den *Grundelementen*. Und diese Zusammensetzung – oder wollen wir es nicht mit Fug und Recht etwas poetischer *Komposition* nennen? – hat nicht nur sehr viel, sondern sogar alles mit einer gesunden und heilsamen Ernährung zu tun, da auch unser Essen wenig überraschend aus Atomen besteht. Wir folgen also weiterhin unserer Fährte und machen uns auf die Suche nach den fehlenden vier Prozent.

Insgesamt erstreckt sich diese zweite Phase der Materieerschaffung bis zum 26. Atom und bringt die Entstehung von Bor, Kohlenstoff, Stickstoff, Sauerstoff, Fluor, Neon, Natrium, Magnesium, Aluminium, Silicium, Phosphor, Schwefel, Chlor, Argon, Kalium, Calcium, Scandium, Titan, Vanadium, Chrom, Mangan und Eisen mit sich. Wir sehen, dass nun einige Elemente das Licht der noch jungen Welt erblickt haben, die aus einem funktionierenden menschlichen Körper nicht wegzudenken sind: C, N und O stehen aufgrund ihres Mengenanteils ohnehin nicht zur Diskussion, aber auch Calcium, Phosphor, Kalium, Schwefel, Chlor, Natrium und Magnesium sind unerlässlich. Wenn es um Ernährung geht, nennen wir diese sieben Elemente heutzutage die *Mengenelemente*. Sie sind mit mindestens 50 Milligramm (0,05 Gramm) pro Kilogramm Körpergewicht in unserem Organismus vertreten. Eisen wiederum markiert die Grenze zum ersten Element, das nur noch in Spuren vorhanden ist. Gemeinsam mit Fluor, Vanadium, Chrom und Mangan wird es daher zu den *Spurenelementen* gerechnet.

400 Millionen Jahre nach dem Urknall als Ausgangspunkt haben wir also nun 26 Elemente zur Verfügung. Darunter mögen zwar bereits sehr prominente Namen sein, aber unglücklicherweise reicht das noch immer nicht, um organisches Leben in unserem Sinne bzw. ganz konkret einen menschlichen Körper zu bauen. Es fehlt uns beispielsweise noch das für die Schilddrüse unerlässliche Iod, aber auch Kupfer, Zink, Selen und Molybdän lassen auf sich warten. Was also macht das Universum? Gemäß der Maxime „Aller guten Dinge sind drei!“ geht es den dritten und letzten Schritt.

Die dritte Phase und somit die Erschaffung der verbleibenden Elemente kann es allerdings nur geben, wenn es gelingt, mehr Hitze und Druck zu erzeugen, als dies in einer Sonne möglich ist. Nur so können die existierenden 26 Elemente dazu gebracht werden, noch weiter zu fusionieren. Und diese Fusion ist die Grundvoraussetzung dafür, noch schwerere und größere Elemente aus der kosmischen Taufe zu heben. Wer oder was kann dies ermöglichen, wenn selbst die Urgewalt einer Sonne nicht ausreicht? Das Universum bedient sich gewissermaßen eines Jokers, denn auch ein Stern hat nur eine gewisse Lebensspanne. Selbst wenn die Zeiträume nach menschlichem Ermessen unvorstellbar sind, kollabiert jeder Stern letztlich in einer gewaltigen Explosion. Seine Leuchtkraft nimmt für kurze Zeit millionenfach zu und dasselbe gilt für Hitze und Druck. Wir nennen ein solches astronomisches Phänomen eine Supernova. Nur eine Supernova bringt jene außergewöhnlichen Bedingungen hervor, die es für die Erschaffung weiterer Elemente braucht. Man könnte sagen, dass dies das Abschiedsgeschenk des sterbenden Sterns an das Universum ist.

Aus einer solchen Supernova heraus werden nun alle fehlenden Atome geboren – und das sind eine ganze Menge. Nicht nur die bereits erwähnten Eisen, Kupfer, Zink, Selen, Molybdän und Iod, auch die für uns als Edelmetalle geltenden Silber, Platin und Gold bzw. das Halbedelmetall Nickel entstehen. Dasselbe gilt für die Schwermetalle Cadmium, Blei und Quecksilber, die radioaktiven Substanzen Uran und Plutonium sowie wenig bekannte Exoten wie Krypton (wohlgemerkt nicht Kryptonit, das gibt es nur in der Comic-Welt von Superman), Zirconium und Europium. Insgesamt 83 Elemente existieren nun und weitere elf werden durch radioaktiven Zerfall hervorgebracht. Das Endresultat einer fast schon generalstabsmäßig geplant wirkenden kosmischen Genese sind 94 natürlich vorkommende Elemente, die wir im Periodensystem der Elemente zusammenfassen. Vor diesem Hintergrund wird nachvollziehbar, warum wir Menschen – zumindest in unserer körperlichen Daseinsform – uns zuweilen selbst als *Sternenstaub* bezeichnen. Nichts anderes sind wir in der Tat. Erst aus dem Staub eines verglühten Sterns erscheinen auf der kosmischen Bühne die letzten notwendigen Elemente, um den menschlichen Körper gleich einem Puzzle zusammenzufügen.

An dieser Stelle möchte ich unumwunden gestehen, dass es mir schon immer schwerfiel bzw. mir mittlerweile unmöglich ist, aufgrund der Perfektion dieser Geschehnisse an bloßen Zufall zu glauben. Im Rahmen meines Weltbildes hat sich hier für mich ganz klar eine dahinterstehende ordnende Kraft herauskristallisiert, eine Art von Bewusstsein, das alles erst möglich gemacht hat. Der Autor Michael Buchholz sieht das ähnlich. In seinem Buch „Alles was du willst“ lautet eine Kapitelüberschrift „Es gibt keinen Zufall“. Darin findet sich unter anderem der folgende Passus (und ja, das Buch ist in der Originalausgabe so alt, dass noch die früheren Rechtschreibregeln galten): „Um das *lebenswichtige* Enzym Cytochrom durch Zufall zu genieren, hätte die Natur mehr Zeit haben müssen, als ihr zur Verfügung stand. Cytochrom ist ein aus 104 Aminosäuren zusammengesetztes Kettenmolekül. Um es zufällig entstehen zu lassen, hätte das Universum 10^{130} Würfelmöglichkeiten benötigt. Das Universum *existiert* aber erst seit 10^{17} Sekunden. Selbst wenn es jede Sekunde seit dem Urknall einen Entstehungsversuch gemacht hätte, hätte die Zeit für ein zufälliges Entstehen beim besten Willen nicht ausgereicht. Viele Wissenschaftler unserer Zeit sprechen inzwischen von einem reagierenden Universum, manche sogar von einem bewußten Universum. Die Quantenphysiker wissen, daß unsere Erwartungen das Universum anregen zu reagieren. Wenn es den Zufall als Prinzip gäbe, dann müßte alles Zufall sein. Auch deine Existenz wäre dann das Ergebnis eines zufälligen Ereignisses. Die Annahme eines Zufalls aber widerspricht der Erkenntnis, daß die Natur (das Universum) offenbar nichts verschwendet. Alles ist wohlgeordnet, schlichtweg genial konstruiert. Ein Zufall käme einem eingebauten Fehler in dieser genialen Konstruktion gleich. Das Universum wäre nicht länger perfekt.“[22]

Letztlich ist es eine Frage der persönlichen Meinung, was jemand über die Entstehung des Universums und damit verbunden des organischen Lebens denken mag. Ich deklariere allerdings meine Sichtweise hier, da dadurch gewisse Gedankengänge und Schlüsse, zu denen ich komme, für Dich vermutlich nachvollziehbarer werden. Aber selbst, wenn Du hier anderer Meinung sein solltest, wirst Du in der Lage sein, Dir die in diesem Buch vorgestellten und auf Naturgesetzen basierenden Hinweise für eine heilende Ernährung zunutze zu machen.

MOLEKÜLE
DIE LEGOGEBILDE DER SCHÖPFUNG

Gehen wir den nächsten Schritt, der uns dabei helfen wird, das Thema Ernährung tiefgründiger zu verstehen. Dafür nehmen wir uns ein Bild zu Hilfe: Die seit dem Urknall entstandenen Atome bzw. Elemente[23] sind die einzelnen Legosteine, die der Natur fortan zur Verfügung stehen. Und diese Legosteine werden nun nach und nach zu größeren Gebilden zusammengebaut. Diese größeren Einheiten nennen wir Moleküle (vom lateinischen Wort *molecula* = kleine Masse). Ein Molekül setzt sich aus mindestens zwei Atomen zusammen. Das wohl berühmteste und gleichzeitig eines der einfachsten Moleküle der Welt ist H_2O. Zwei Wasserstoffatome und ein Sauerstoffatom verbinden sich miteinander zu einem größeren Ganzen. Das Ergebnis ist Wasser:

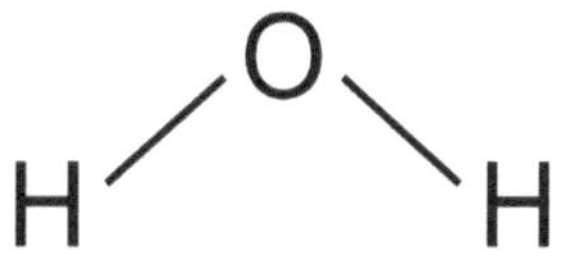

Ein anderes Molekül ist CH_3, also ein Kohlenstoffatom und drei Wasserstoffatome. Hierbei handelt es sich um eine sogenannte Methylgruppe, die sogar noch kleiner als ein Wassermolekül ist. Und falls Du diesen Namen zum ersten Mal hören solltest, gräm Dich nicht. Ich musste 35 Jahre alt werden, um zu verstehen, was es mit Methylgruppen auf sich hat und wie wichtig sie für unsere Zellen sind. Wir werden gleich in Kapitel 4.4 darüber sprechen.

Ein im Vergleich zu Wasser und einer Methylgruppe deutlich voluminöseres Molekül wäre dieses hier: $C_6H_{12}O_6$. Sechs Kohlenstoffatome, zwölf Wasserstoffatome und sechs Sauerstoffatome. Besser bekannt als Glucose bzw. Traubenzucker. Ein Kohlenhydrat, das zu den Makronährstoffen und somit bekanntesten Energiequellen für uns Menschen zählt:

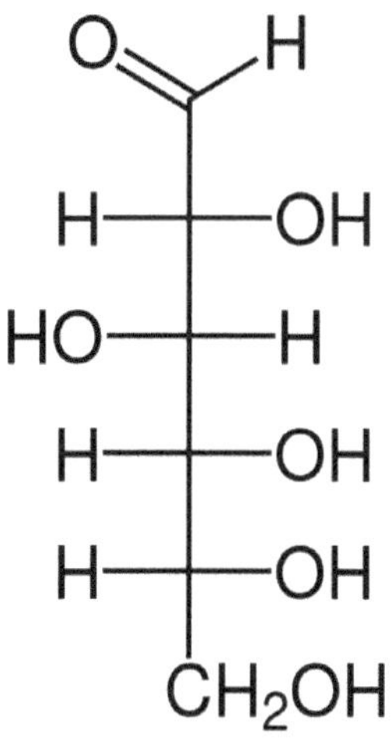

Und als letztes Beispiel: $C_{18}H_{34}O_2$. 18 Kohlenstoffatome, 34 Wasserstoffatome und zwei Sauerstoffatome konstituieren die Ölsäure, eine Fettsäure, die wir alle zu uns nehmen, wenn wir zum Beispiel Oliven bzw. Olivenöl essen:

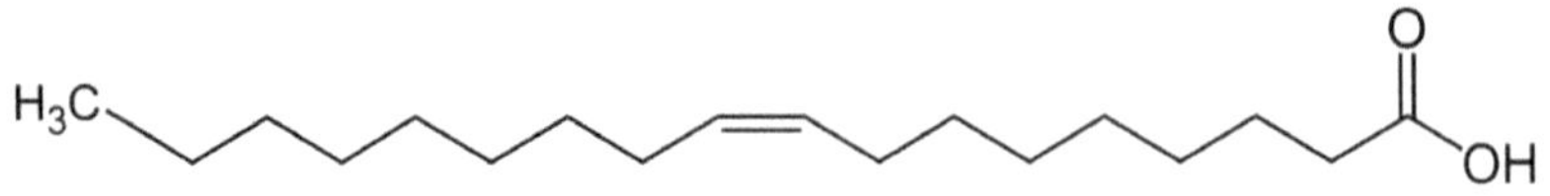

Nicht nur unser Körper, auch unser Essen besteht also so wie alles in der Welt aus Atomen bzw. deren größeren Geschwistern, den Molekülen. Die Möglichkeiten, die einzelnen Atome zu Molekülen zusammenzusetzen, sind unermesslich. Und so verwundert es nicht, dass unsere Erde so bunt und vielfältig und abwechslungsreich ist, denn es wäre ein Jammer, würde sich die Schöpfung dieser Myriaden an Varianten nicht bedienen.

Gleichzeitig heißt das auch, dass wir für die Antwort auf der Suche nach einer heilenden Ernährung ins Erdgeschoß hinabsteigen dürfen, auf die fundamentale Ebene der Welt der Atome. Bestimmte Atome benötigt unser Körper in regelmäßiger Zufuhr, um hochfunktional lebensfähig (gesund) zu sein und zu bleiben. Dieselben Atome können in Überdosierung allerdings auch negative Wirkungen entfalten. Andere Atome wiederum sind generell toxisch für unseren Organismus, da sie sich nicht in das harmonische Gefüge des organischen Lebens einfügen, sondern im Kosmos anderen Zwecken dienen. Gehen wir die Stiege hoch, kommen wir in den ersten Stock: Dort setzen sich die Atome zu Molekülen zusammen und es gilt der Grundsatz, dass die Art und Weise dieser Zusammensetzung unterschiedliche Auswirkungen auf unseren Körper zeitigt. Ein hervorragendes Beispiel für diesen Umstand sind die wenig vorteilhaften trans-Fettsäuren, darauf werden wir in Kapitel 5 noch näher eingehen.

Im ersten Stock nehmen einige molekulare Gruppen eine besonders wichtige Stellung in unserer Ernährung ein: die Proteine, die Fette und die Kohlenhydrate werden unter dem Begriff Makronährstoffe zusammengefasst. Die 13 Vitamine zählen neben den Mineralstoffen (die einfach nur einzelne Elemente und somit keine Moleküle sind) zu den Mikronährstoffen. Daneben sind noch die Faserstoffe (alias Ballaststoffe), die sekundären Pflanzenstoffe sowie die bereits erwähnten Methylgruppen relevant. Alle diese Gruppen basieren auf Atomen. Und all diesen Gruppen müssen und werden wir uns widmen, wenn wir besser verstehen wollen, was unsere menschlichen Zellen tatsächlich zu essen haben möchten.

Um ein Zwischenfazit zu ziehen: Die Natur ist nichts anderes als ein Baukastensystem. Ein außergewöhnlich exaktes und variables Baukastensystem, das in seiner Komplexität unvergleichlich ist. Je nachdem, aus welchen Legosteinen (Atomen) und wie ein Gebilde (Molekül) genau zusammengesetzt ist, unterscheidet es sich in seiner Wirkung auf unseren Körper. So spielt es zum Beispiel eine Rolle, ob in einem Molekül wie Glucose sechs Sauerstoffatome oder in einem anderen wie Fett nur zwei Sauerstoffatome enthalten sind. Darauf gehen wir noch genauer ein, wenn wir über oxidativen Zellstress und freie Sauerstoffradikale sprechen.

ELEKTRONEN *DIE WINZIGEN ENERGIEPAKETE IM ATOM*

Wir haben das Erdgeschoß (Atome bzw. Elemente) und den ersten Stock (Moleküle) bereits kennengelernt, es gibt allerdings auch einen Keller. Und in diesen können wir uns mit dem nun erlangten Grundwissen ohne Furcht wagen. Im Keller finden wir jene Teilchen, die noch kleiner als Atome sind und von denen man lange glaubte, dass sie gar nicht existieren. Früher ging man nämlich davon aus, dass Atome nicht mehr teilbar seien, daher auch der Name. Der Begriff *Atom* kommt aus dem Griechischen: *atomos* heißt so viel wie „unteilbar“. Heute wissen wir, dass dem nicht so ist. Auch Atome setzen sich aus kleineren Bestandteilen zusammen, nämlich den subatomaren Teilchen. Im in der Schweiz gelegenen internationalen Forschungszentrum CERN werden Jahr für Jahr Milliardensummen investiert, um das sogenannte „Gottesteilchen“ zu identifizieren – jenes Partikel, mit dem einst aus dem Urknall heraus alles begonnen haben soll. Eine Weile lang dachte man, es mit dem Hicks-Boson gefunden zu haben, um letztlich aber erkennen zu müssen, dass die Entdeckungsreise noch weitergeht. Warten wir gespannt, was dieses faszinierende Forschungsfeld zu unseren Lebzeiten noch zutage bringen wird.

Zur Beruhigung: Wir brauchen nicht so tief in die Geheimnisse des Universums vorzudringen wie die Wissenschaftler des CERN. Für unsere Zwecke ist es völlig ausreichend, festzuhalten, dass ein Atom aus Protonen, Neutronen und Elektronen besteht. Protonen sind positiv geladen und befinden sich im Atomkern. Neutronen sind neutral (sie haben also keinerlei Ladung) und befinden sich ebenfalls im Kern. Eine Sonderrolle allerdings nehmen die Elektronen ein: Sie sind negativ geladen und kreisen als Atomhülle um den Atomkern. Wir können uns das vorstellen wie Mond und Erde: Der Trabant befindet sich in einer Umlaufbahn um den Mutterplaneten, das Elektron befindet sich in einer Umlaufbahn um das Proton.

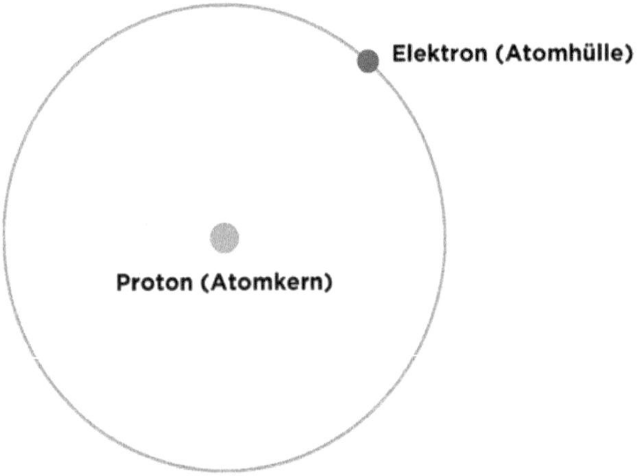

Nun folgt einer der wichtigsten Sätze dieses Buches: *Es sind die Elektronen, welche die Quintessenz unseres Lebens widerspiegeln.*

Jeder von uns hat in irgendeiner Krankenhaus-Fernsehserie, die es ja vor einigen Jahren wie Sand am Meer gab, schon einmal gesehen, dass bei einem Patienten eine Hirnstrommessung durchgeführt wird. Das Messgerät heißt EEG: Elektro-Enzephalogramm (*enzephalon* ist griechisch für das Gehirn). Und was es misst, ist der Elektronenfluss im Gehirn, der Strom sozusagen, der durch unsere grauen Zellen fließt. Dasselbe gibt es analog für das Herz, wir nennen es dann EKG: Elektro-Kardiogramm (*kardio* ist griechisch für das Herz). Auch den Elektronenfluss in den Muskeln können wir messen, es heißt dann EMM: Elektro-Myogramm (*myo* bezieht sich auf alles, was mit Muskeln zu tun hat). Und schließlich messen wir die Aktivität unserer Nervreizleitungen mit einem ENN, einem Elektro-Neurogramm (*neuro* steht für den Nerv). Du siehst: Ohne Elektronen gibt es in unserem menschlichen Körper kein Leben.

Wiederholen wir den obenstehenden Satz nun und ergänzen ihn: *Es sind die Elektronen, welche die Quintessenz unseres Lebens und auch unserer Ernährung widerspiegeln.* Wieso ist das so bzw. was meine ich damit? Um das zu klären, werden wir die Elektronen für ein einfacheres Verständnis fortan in „Elektronen 1. Art" und „Elektronen 2. Art" unterteilen.

Elektronen 1. Art

Wenn wir von Ernährung sprechen, beziehen wir uns vor allem auf die Zufuhr von Energie. Denn wir essen ja, um vital, dynamisch und energiegeladen zu sein. Bekommen wir zu wenig zu essen, werden wir schnell unruhig und gereizt und letztlich müde und abgeschlagen. Im schlimmsten Fall ist der Körper aufgrund von chronischem Energiemangel irgendwann nicht mehr lebensfähig – er verhungert. Tatsächlich ist *Energie* in diesem Fall nur ein Synonym für *Elektronen.* Das gilt durchaus universell: Der Strom aus unserer Steckdose? Elektronen. Der Treibstoff, der unser Auto in die Gänge bringt? Elektronen. Das, was unsere Zellen nährt? Elektronen.

Jegliche Form von Energie beruht auf Elektronen. Der Elektronen- und somit Energiespeicher in unserem Organismus nennt sich ATP. ATP ist die Abkürzung für Adenosintriphosphat. Einfacher kannst Du es Dir möglicherweise merken, wenn Du ATP als „Absolute Top-Power" übersetzt. Das ist zwar biochemisch weniger korrekt als Adenosintriphosphat, trifft aber als nützliche Eselsbrücke genau ins Schwarze. ATP besteht aus drei molekularen Teilen (wir befinden uns also jetzt wieder im ersten Stock): Zum einen aus Adenin, das ist eine der vier Nukleinbasen, aus denen sich unsere DNA zusammensetzt[24]. Zum zweiten aus Ribose, einer Zuckerart. Und zum dritten aus drei Phosphatgruppen, daher auch der Wortteil „-triphosphat". In diesem Molekül sind jene Elektronen gespeichert, die jede lebende Zelle auf dem Planeten Erde seit Äonen antreiben:

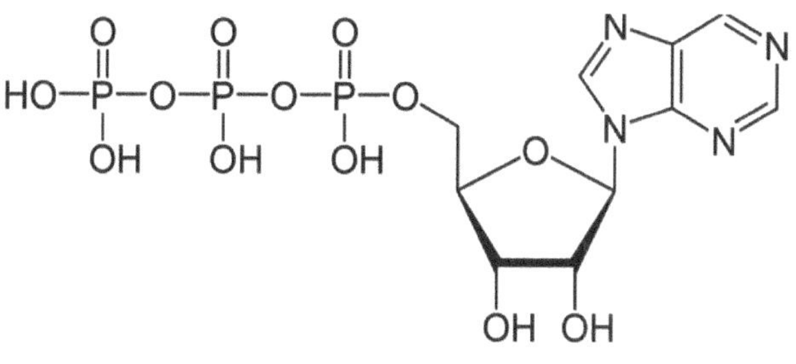

Unser Körper produziert ständig ATP, je nach Belastungsgrad allerdings in unterschiedlichen Mengen. Als Faustregel gilt, dass wir an einem Tag standardmäßig mindestens unser eigenes Körpergewicht in Form von ATP herstellen. Bei einem 70 Kilogramm schweren Menschen würde das also dieselbe Menge an ATP-Produktion pro Tag bedeuten. Es gibt allerdings eine enorme Spannbreite: Bei einem Hochleistungssportler kann es sich auf bis zu 800 Kilogramm ATP summieren, bei einem Menschen im Koma können es nur mehr 10 Kilogramm ATP sein, damit zumindest die lebenserhaltenden Systeme aufrecht bleiben und weiterarbeiten.

Wo geschieht diese Produktion? In den Mitochondrien, die deshalb auch gerne als Zellkraftwerke bezeichnet werden. Nahezu alle unsere Körperzellen[25] verfügen über 500-10.000 Mitochondrien, um ihren Energiehaushalt sicherzustellen. In einer Eizelle sind es sogar sage und schreibe 100.000-300.000, um den Fortbestand der Menschheit zu sichern. Zum Vergleich: Samenzellen, von denen es zugegeben auch ungleich mehr gibt als Eizellen, verfügen lediglich über 4-5 Mitochondrien, um ihrer Lebensaufgabe gerecht werden zu können. Mitochondrien sind sehr spezielle Zellorganellen (also kleine Organe der Zellen), denn sie sind ursprünglich eingewanderte Bakterien, die einst mit unseren Zellen eine Symbiose eingegangen sind. Dr. med. Rosemarie Unshelm beschreibt dies in schönen Worten: „Es war vor wirklich langer Zeit. Es ist so lange her, dass es uns Menschen noch gar nicht gegeben hat. Aber unsere Forscher haben mit ihren wissenschaftlichen Methoden herausgefunden, dass vor unglaublich langer Zeit in den Tiefen des Ozeans eine sehr heiße und schwefelhaltige Quelle existierte. Dort unter Wasser gab es keinen Sauerstoff. Aber es gab schon ganz kleine Lebensformen. In der Tiefe des Ozeans sollen damals sogenannte Archaebakterien und Proteobakterien miteinander verschmolzen sein. Die Archaebakterien waren darauf spezialisiert, Glycose, also Zucker, für ihren Stoffwechsel zu nutzen, und die Proteobakterien waren in der Lage, Sauerstoff zu verarbeiten. Aus dem Zusammenschluss dieser beiden unterschiedlichen Lebensformen entstand eine neue Lebensform, die in der Lage war, sowohl Zucker als auch Sauerstoff als Energiequelle zu nutzen. Diese Lebensform sollte die Urform der Mitochondrien, die Basis der Energiequelle des Menschen werden."[26]

Damit nun die Mitochondrien auch tatsächlich rund um die Uhr als unsere Energiequelle fungieren können, braucht es Essen. Oder eben anders gesagt: die in Fett, Protein und Kohlenhydraten enthaltenen Elektronen 1. Art.

Elektronen 2. Art

Wenn es Elektronen 1. Art gibt, dann müssen folgerichtig auch Elektronen 2. Art existieren.[27] Vom deutschen Biochemiker und Medizinnobelpreisträger des Jahres 1931 Otto Warburg ist ein Zitat überliefert, dem es gelingt, die Kernaussage der Salutogenese in einen Satz fließen zu lassen: „Keine Krankheit kann in einem basischen Milieu existieren – nicht einmal Krebs." Da Krebs statistisch betrachtet im 21. Jahrhundert die zweithäufigste Todesursache der Welt ist und sich sogar anschickt, den Herz-Kreislauf-Krankheiten deren unrühmlichen Spitzenplatz streitig zu machen, sollte Warburgs Aussage zwangsläufig unser Interesse erregen. Was also hat er gemeint?

Wir haben zuvor erwähnt, dass die in einem Atom gebundenen Elektronen dessen Hülle bilden. Das heißt, jedes Element weist eine bestimmte Anzahl von Elektronen auf, die um seinen Atomkern kreisen. Manche Elemente geben nun gerne ein Elektron (oder auch mehr) aus dieser Hülle ab, andere nehmen gerne eins (oder auch mehr) auf. Deswegen gibt es bestimmte Elemente, die sich sehr gerne miteinander verbinden, weil sie sich Elektronen teilen und einander auf diese Weise perfekt ergänzen können. Ein Beispiel gefällig? Natrium ist mit der Nummer 11 ganz links im Periodensystem und hat ein Elektron anzubieten. Chlor ist mit der Nummer 17 sehr weit rechts im Periodensystem und ist – um sich vollständig zu fühlen – auf der Suche nach einem Elektron. Die beiden sind also ein perfektes Paar. Deshalb suchen sie einander und verbinden sich. Das Ergebnis ist Natriumchlorid. Du kennst es besser unter dem Namen Kochsalz. Es entsteht, weil Natrium ein sogenannter Elektronenspender und Chlor ein Elektronenempfänger ist.

In unserer Schulzeit wurden wir alle in Chemie und Physik mit dem Periodensystem der Elemente konfrontiert (manche würden sagen: drangsaliert). Möglicherweise hat es sich nicht immer für jeden in seiner existenziellen Bedeutung erschlossen – zumindest nicht für mich. Erst viele Jahre später – schon längst als Erwachsener, dann dafür aus einem echten und brennenden Interesse heraus – lernte ich, es mit neuen Augen zu sehen. Wenn ich das Periodensystem heute betrachte, erblicke ich Folgendes: Die Elektronen fließen von der linken Seite zur rechten Seite. Auf der linken Seite haben wir neben Natrium mit Calcium, Magnesium und Kalium noch weitere prominente und für uns Menschen unverzichtbare Elemente, die als Elektronenspender fungieren und in der Lage sind, diese den Elementen der rechten Seite – den Elektronenempfängern – zur Verfügung zu stellen. Das Periodensystem könnte daher auch mit Fug und Recht Elektronenflusssystem heißen.

Wie gelingt es uns nun, diese Sichtweise mit Warburgs obiger Aussage zu verknüpfen? Indem wir mit den Namen spielen: Die Elektronenspender auf der linken Seite können wir auch Basen nennen. Die Elektronenempfänger auf der rechten Seite können wir auch Säuren nennen. Und wenn es um unsere Gesundheit geht, dann geht es auch immer um das richtige Säuren-Basen-Verhältnis in unserem Körper. Die Säuren suchen nach Elektronen, nach Elektronen 2. Art nämlich. Wenn der Körper jedoch zu wenig Elektronen von außen erhält – was wir durch die Ernährung hervorragend beeinflussen können –, dann greift er auf die körpereigenen Elektronenlager zurück. Hier bietet sich zum Beispiel Calcium an, da wir davon mehr als ein Kilogramm in uns tragen. Allerdings bräuchten wir das Calcium eigentlich anderswo, nämlich in den Knochen, in den Zähnen, für die Nervreizleitungen und vieles mehr. Wenn unsere Ernährung und vielleicht sogar unser gesamter Lebensstil auf Dauer zu sauer sind, werden vom Körper notgedrungen seine basischen (elektronenreichen) Ressourcen angezapft, um das auszugleichen. Erinnere Dich, dass unsere Zellen stets nach Homöostase, also dem perfekten Gleichgewicht, streben. Dieser Strategie folgen sie auch hier und wenden dadurch unmittelbaren und akuten Schaden ab. Längerfristig aber – in Jahren und Jahrzehnten gedacht – führt ein solcher Raubbau an den körpereigenen Ressourcen zu Funktionsstörungen im Organismus. Wir nennen diese Funktionsstörungen dann Symptome, Beschwerden oder in ihrer ausgewachsenen Form Krankheiten. Letztlich sind sie aber nichts anderes als Ungleichgewichte, weil die Zellen einem Elektronenmangel unterliegen. Es sind diese Elektronen, die wir als Elektronen 2. Art definieren und die wir vor allem aus sekundären Pflanzenstoffen beziehen können (auf diese gehen wir in Kapitel 5.2.2 noch näher ein). Die Reise der Elektronen 2. Art geht allerdings noch weiter und führt uns in der nächsten Etappe zum oxidativen Zellstress.

Ich bezeichne oxidativen Zellstress als „Ursache der Ursachen" für Tausende von sich vordergründig unterscheidenden Krankheitsbildern. Sind wir aber radikal und verfolgen diese Leiden bis zu ihrer ursächlichen Wurzel[28], so stoßen wir in fast allen Fällen auf überbordende Oxidationsprozesse. Oxidation wird in unserem Organismus von freien Radikalen hervorgerufen und unter dem Überbegriff „oxidativer Zellstress" zusammengefasst. Es gibt verschiedene Typen von freien Radikalen: Schwefelradikale, Stickstoffradikale oder Sauerstoffradikale. Vor allem die letzteren spielen eine maßgebliche Rolle, denn der Sauerstoff ist ein zweischneidiges Schwert. So unentbehrlich er für unser Überleben ist, so destruktiv kann er im Übermaß sein. Sehen wir uns das genauer an.

In den Mitochondrien, unseren Zellkraftwerken, entsteht bei den Verbrennungsvorgängen zur Herstellung unseres Universaltreibstoffes ATP als Abfallprodukt ein Sauerstoffradikal. Diesem Sauerstoffradikal fehlt ein Elektron, daher geht es in weiterer Folge höchst aggressiv zu Werke, um sich dieses zu beschaffen. Wir können uns das vorstellen wie einen verzweifelten Single-Menschen, der auf Biegen und Brechen einen Partner sucht, weil er sich erst dann vollständig fühlt. Sobald er wieder jemanden – hoffentlich sehr liebenswürdigen – an seiner Seite hat, gibt er (oder sie) Ruhe. Das Sauerstoffradikal strebt nach dieser Vollständigkeit und benötigt dafür ein Elektron. Dafür – und jetzt wird es für unseren Körper gefährlich – ist ihm kein Preis zu hoch. Es greift sogar gesunde Zellen, entreißt ihnen ein Elektron und beschädigt sie auf diese Weise. Wird dieselbe Zelle von vielen Sauerstoffradikalen zum perfekten Elektronenspender gekürt, kann sie sogar zerstört werden. Dasselbe gilt für die Fettsäuren in unseren Zellmembranen oder Tausende von körpereigenen Proteinen, darunter unzählige Enzyme, die für alle physiologischen Prozesse unverzichtbar sind. Ihnen allen wird von freien Radikalen ein Elektron entrissen. Das Radikal mag dann zufrieden sein und kein weiteres Unheil mehr stiften, aber was passiert mit den geschädigten Molekülen? Diese werden nun aufgrund des entrissenen Elektrons selbst zu Radikalen. Eine Negativkaskade setzt sich in Gang, die der Körper nur unter größter Mühe und oft verbunden mit vielen Kollateralschäden aufhalten kann. Das Ergebnis ist kurzfristig das Empfinden von Energielosigkeit (Elektronenlosigkeit), Unkonzentriertheit und erhöhter Reizbarkeit sowie mittel- und langfristig das Auftreten von Krankheiten. Wo und wie sich ein bestimmtes Beschwerdebild manifestiert, ist zwar von Person zu Person völlig unterschiedlich (und hat genetische, epigenetische, soziale, historische und viele weitere Hintergründe), als eine wesentliche gemeinsame Ursache kann aber stets ohne Übertreibung der oxidative Zellstress genannt werden.

Dieses Wissen ist noch nicht besonders alt, erst in den 1950er Jahren kam man der destruktiven Wirkung freier Radikale, vor allem des Sauerstoffradikals, auf lebende Organismen auf die Spur: „So widersprüchlich es auch klingen mag, Hauptschuldiger war der auf Erden alles Leben erhaltende Sauerstoff. Während der 40er und 50er Jahre hatten Wissenschaftler im Rahmen ihrer Experimente eine Fülle rätselhafter Schädigungen an lebendem Gewebe registriert. Fische, Ratten und andere Tiere, die hohen Sauerstoffkonzentrationen ausgesetzt worden waren, wiesen Gewebeschäden auf, ein verlangsamtes Wachstum und andere Defekte. Beim Menschen rief das Einatmen von reinem Sauerstoff bereits nach sechs Stunden Brustschmerzen, Husten und Halsentzündungen hervor.“[29]

Ein moderates Maß an freien Radikalen ist völlig natürlich – das kann auch nicht anders sein, da sich die Evolution sonst selbst ad absurdum führen würde und unsere Zellen sofort die Produktion von ATP einstellen müssten. Unser Organismus hat also keine Schwierigkeiten, mit einem gewöhnlichen Aufkommen von oxidativem Zellstress adäquat umzugehen und diesen durch die Zurverfügungstellung von Elektronen abzupuffern. Aber – und es wird Dich nicht überraschen, dass an dieser Stelle ein großes Aber anschließt – es gibt zwei Aspekte, die uns in der Welt des 21. Jahrhunderts Schwierigkeiten bereiten:

Zum einen erleben wir sehr viel Stress. Stress oder Nicht-Stress entscheidet sich im Hexagon der Salutogenese auf sechs Ebenen: Wasser, Ernährung, Emotionen, Bewegung und Entspannung, Energiefluss sowie die Qualität des Raumfeldes. Jeder dieser Pfeiler würde ein eigenes Buch füllen, jenes über Ernährung hältst Du gerade in Händen. In kurzen Worten: Wir trinken zu wenig Wasser, wir ernähren uns unnatürlich, wir sind zu viel mit negativen Gedanken und Gefühlen konfrontiert, wir bewegen uns zu wenig und entspannen uns nicht ausreichend, wir unterliegen oft einem blockierten Energiefluss und sind unentwegt Elektrosmog (vor allem in Form von hochfrequenten elektromagnetischen Strahlen) und Umweltgiften ausgesetzt. Das alles führt durch archaische Stressmanagement-Programme zu einer überbordenden Ausschüttung von Stresshormonen wie Adrenalin und Cortisol in unserem biologischen System, was wiederum – und hier liegt die Crux – mit einem erhöhten Aufkommen von freien Radikalen und somit eben auch oxidativem Zellstress einhergeht. Darunter leiden unsere Gesundheit, unsere Vitalität und unsere Langlebigkeit.

Zum anderen hat sich die Zusammensetzung unseres Essens in den letzten Jahrzehnten deutlich verändert. Natürliche Ernährung in Form von naturbelassenen und unverarbeiteten Produkten wurde in einem hohen Ausmaß durch industriell hochprozessierte und möglichst lang haltbare Fertigware ersetzt. Dadurch erhalten wir deutlich weniger Mineralstoffe, Vitamine, Faserstoffe, Omega-3-Fettsäuren und sekundäre Pflanzenstoffe. Anders formuliert: Dadurch erhalten wir deutlich weniger Elektronen 2. Art, die es dringend bräuchte, um den über die letzten Jahrzehnte stetig gewachsenen oxidativen Zellstress zu neutralisieren. Es ist diese unglückselige Kombination beider Faktoren, die einen Hauptgrund für die scheinbar unaufhaltsam steigenden Zahlen chronischer Krankheitsbilder insbesondere in der westlichen Welt repräsentiert.

Dies soll für den Moment genug an Ursachenforschung sein, wenden wir uns der lichtvolleren Seite der Medaille zu, dem Lösungsansatz. Denn Lösungen bzw. Möglichkeiten, eine Situation – sei sie auch noch so verfahren – zu verbessern, gibt es immer. Vor allem, da wir hier in Form unseres Lebens- und Ernährungsstils ein ungemein machtvolles Instrument in Händen halten. Wie also bekommen wir die freien Radikale bzw. vor allem das Sauerstoffradikal in den Griff? An erster Stelle gilt es, die Stressoren – also die Stressfaktoren – unseres Lebens zu senken, wo es nur geht. In manchen Bereichen wird dies leichter fallen (mehr Wasser trinken bzw. regelmäßige Bewegung in den Alltag integrieren), in anderen wird sich dies herausfordernder darstellen (destruktive Gedankenmuster und damit einhergehende Gefühle wie Wut, Angst, Traurigkeit und Scham reduzieren bzw. Elektrosmog weiträumig aus dem Weg gehen). Vermeidung kann daher in diesem Fall nicht der Weisheit einziger und schon gar nicht letzter

Schluss sein. Tatsächlich gibt es noch einen logischen zweiten Weg, nämlich dem Körper so viele Elektronen 2. Art wie möglich zuzuführen. Ein interessanter Indikator, der es uns erlaubt, das Ausmaß solcher Elektronen 2. Art in unserem Essen festzustellen, ist der ORAC-Wert.

ORAC ist ein Akronym und steht für „Oxygen Radical Absorbance Capacity", auf Deutsch also so viel wie „Sauerstoff-Radikal-Absorbier-Fähigkeit" oder ein bisschen eleganter formuliert: die Fähigkeit einer Substanz (z. B. eines Lebensmittels), Sauerstoffradikale durch die Bereitstellung von Elektronen zu neutralisieren. Wir könnten den ORAC-Wert auch als Elektronenspende-Wert übersetzen. Je höher der ORAC-Wert, desto stärker ist die antioxidative Kraft eines Lebensmittels. Gemessen wird der ORAC-Wert in Trolox-Äquivalenten pro Gewichtseinheit der jeweiligen Substanz. Trolox ist ein wasserlösliches Vitamin-E-Derivat und dient als Referenzpunkt zur Bestimmung der antioxidativen Kapazität. Der Messwert liest sich mit µmol TE/100 g (Mikromol Trolox-Äquivalente pro 100 Gramm) zugegeben etwas sperrig, hat aber eine durchaus fundierte Aussagekraft. Um es anhand einiger Beerensorten[30] etwas greifbarer zu machen: Heidelbeeren haben einen stolzen ORAC-Wert von 7.000 µmol TE/100 g. Brombeeren rangieren mit 5.500 µmol TE/100 g nicht weit dahinter. Es folgen Himbeeren mit 5.000 µmol TE/100 g und Erdbeeren mit 3.500 µmol TE/100 g. Dies alles bei gleichzeitig geringem Zuckergehalt, in dieser Hinsicht ist Beerenobst von der Natur perfekt konzipiert. Höchst bemerkenswert ist nicht zuletzt die Gojibeere (in unseren Breitengraden auch bekannt als Wolfsbeere), die je nach ORAC-Tabelle, die wir heranziehen, mit 16.000 bis hin zu 30.000 µmol TE/100 g beziffert wird. Wir können sie mit Fug und Recht als Superantioxidans und eine der gesündesten Beeren der Welt bezeichnen. Zum Vergleich: Karotten sind unseren Zellen zweifelsohne in vielfacher Hinsicht sehr dienlich, beim ORAC-Wert schneiden sie aber mit 660 µmol TE/100 g deutlich bescheidener als die Beeren in ihren mannigfaltigen Erscheinungsformen ab.

Somit können wir festhalten: Die linke Seite des Periodensystems ist die elektronenreiche/basische/antioxidative, die rechte die elektronenarme/saure/oxidativ. Im Körper und in der Natur gibt und braucht es selbstverständlich beides, allerdings sollten wir in der Ernährung darauf achten, stets die linke Seite stärker zu gewichten, um ein Elektronendefizit und die damit verbundenen pathogenen Konsequenzen zu vermeiden. In Teil III dieses Buches werden wir uns einige konkrete Heilpilze, Heilpflanzen und Heilkräuter mit hohem ORAC-Wert noch genauer ansehen. Wir können uns diese Naturstoffe zunutze machen, um dem Körper ein gesundes und langsames Reifen zu ermöglichen. Denn nichts anderes als ein überschießender Wildwuchs an oxidativem Zellstress ist es, der viele Menschen weit vor der Zeit altern lässt und dement und gebrechlich macht.

Oxidativer Zellstress, Oxidation, freie Radikale, Elektronenraub, ein saures Milieu, Übersäuerung – das sind letztlich nur unterschiedliche Begriffe für ein und dieselbe Sache. So wie Eisen rostet und Obst und Gemüse verfaulen, so kann auch unser Körper durch zu viele Sauerstoffradikale im Lauf der Zeit arg in Mitleidenschaft gezogen werden. Nicht nur das, auch die epigenetische Ebene, also die Art und Weise, wie unsere Gene programmiert sind, verändert sich dadurch zu unserem Nachteil.

METHYLGRUPPEN
DIE LICHTSCHALTER AUF UNSERER DNA

Bernhard Kegel schreibt in seinem Buch „Epigenetik – Wie Erfahrungen vererbt werden“ folgenden bemerkenswerten Satz, den wir in seiner Bedeutung kaum überschätzen können: „Auffälligstes epigenetisches Kennzeichen einer typischen Krebszelle ist eine ausgeprägte, genomweite Untermethylierung. Dieser Mangel an Methylgruppen wird immer ausgeprägter, je weiter der Krebsprozess fortschreitet.“[31] Das Deutsche Krebsforschungszentrum (DKFZ) in Heidelberg wiederum präsentierte im Februar 2014 eine Studie des Doktoranden David Brocks: Darin wurden unterschiedliche Typen von Prostatakrebs anhand der Methylierung der DNA einer Prostatazelle graphisch dargestellt. Es zeigte sich auch hier, dass die Tumorzellen einem eklatanten Methylgruppenmangel unterlagen.[32] Was hat das zu bedeuten, was sind Methylgruppen und Methylierung und inwiefern können wir uns diese Informationen für unsere Zelle und eine natürliche Ernährung zunutze machen?

Halten wir uns nochmals vor Augen: Jede unserer ca. 100 Billionen Zellen ist ein eigener Organismus, ein eigenes Lebewesen – erst im billionenfachen

Verbund ergeben sie das, was wir unseren Körper nennen. Vergleichen wir es mit einem Wald: Auch dieser kann nur existieren, weil es unzählige einzelne Bäume gibt und jeder Baum ein eigenständiges pflanzliches Lebewesen ist. So wie Bäume miteinander kommunizieren und kooperieren[33], tun dies natürlich auch unsere Zellen. In der Regel glücklicherweise in einer äußerst harmonischen und symbiotischen Weise, wir sind dann *gesund*.

Der Punkt ist, der Körper könnte nicht existieren, wenn es keine Zellen geben würde. Ich gebe Dir ein – aus dramaturgischen Gründen zugegeben etwas übertriebenes – Bild: Irgendwann in grauer Vorzeit haben sich auf dem damals noch recht unwirtlichen, aber schon bewohnbaren Planeten Erde die ersten Lebewesen entwickelt. Es handelte sich um Einzeller. Wie der Name schon sagt, bestanden sie nur aus einer einzigen Zelle. Das war alles. Wenn wir das mit unserem heutzutage aus ca. 100 Billionen Zellen bestehenden hochkomplexen menschlichen Körper vergleichen, waren unsere Urahnen also recht genügsam. Die Jahrmillionen vergingen, denn gut Ding braucht Weile. Doch irgendwann war es so weit. Die Wege zweier einsamer Einzeller kreuzten sich und sie verfielen einander in leidenschaftlicher Liebe. So beschlossen sie, ihr Leben fortan nicht mehr als zwei einzellige Lebewesen, sondern als ein zweizeiliges Lebewesen zu fristen. Der erste Vielzeller war geboren!

Nun noch eine Nuance ernster: Tatsächlich ist die Vielzelligkeit im Laufe der Evolution wahrscheinlich mehrmals unabhängig voneinander entstanden. Klingt zwar komisch, ist aber so. Es gab also verschiedene Anläufe, bis es dann wirklich geklappt hat. Die ältesten uns bekannten vielzelligen Lebewesen traten vor etwa 2 bis 3 Milliarden Jahren auf. Es handelte sich dabei um Mikroorganismen (von denen man annimmt, dass es Cyanobakterien waren) und um einfache Grünalgen. Komplexere Vielzeller gab es nach aktuellem Wissensstand später wieder vor 600 Millionen Jahren. Damit überhaupt Vielzelligkeit entstehen konnte, mussten die frühen Einzeller gefinkelt sein und bestimmte Herausforderungen meistern. So zum Beispiel die Frage der Kommunikation der miteinander verbundenen Zellen, die Zelldifferenzierung (welche Zelle macht was?) und die erfolgreiche Koordination der verschiedensten Zelltypen.

Durch das Überwinden all dieser Hürden war der Weg nun frei, immer komplexere Lebensformen zu erschaffen – von den ersten Lebewesen im

Urmeer Tethys über die Pflanzen, Pilze und Tiere bis hin zu uns, zum Menschen. In uns verbinden sich Zellen zu Gewebe (konkret dem Nervengewebe, dem Muskelgewebe, dem Bindegewebe und dem Epithel- oder Deckgewebe); Gewebe verbindet sich zu Organen; Organe verbinden sich zu Organsystemen (z. B. dem Magen-Darm-Trakt); und alle Organsysteme gemeinsam verbinden sich zu unserem Körper. Dennoch ist und bleibt die kleinste und wichtigste lebendige Einheit die menschliche Zelle. Diese Zelle ist gleichsam der Schlüssel. 100 Billionen Zellen formen unseren Körper. So, wie unzählige Ziegelsteine ein großes Haus formen.

Jede dieser Zellen (außer den roten Blutkörperchen) trägt unser Erbgut, unsere DNA (Desoxyribonukleinsäure[34]) in sich. Das kann auch nicht anders sein, da sie alle aus derselben Urzelle – der aus mütterlicher Eizelle und väterlicher Samenzelle entstandenen Zygote – hervorgegangen sind. Ein genetisches Grundprogramm also, das ab dem Moment der Zeugung billionenfach durch Zellteilung dupliziert wird. Das geschieht nicht von heute auf morgen, sondern im Laufe von Jahren. Wir nennen diesen Prozess Wachstum und werden auf diese Weise vom Embryo zum Baby zum Kind zum Jugendlichen und zum Erwachsenen. Die genetische Grundinformation, wie unsere DNA konzipiert ist, bleibt aber stets in allen Zellen und das gesamte Leben hindurch dieselbe. Jetzt könntest Du hellhörig werden und möglicherweise die Frage aufwerfen: „Wenn alle Zellen gleich sind, wieso kann eine Leberzelle dann etwas anderes als eine Nierenzelle und eine Nierenzelle etwas anderes als eine Herzzelle machen? Wieso wissen dann überhaupt alle mehr als 300 Zelltypen, was sie zu tun haben?" Das ist jene goldrichtige Spur, die uns in wenigen Augenblicken von der Genetik zum nächsten Schritt, der Epigenetik, und sodann zur Rolle der Ernährung führen wird. Hab noch einen Moment Geduld und lass uns die DNA noch genauer unter die Lupe nehmen, die jeden von uns zu einem völlig einzigartigen Lebewesen macht.

Eine einzige Ausnahme ist hier nämlich zu nennen: Eineiige Zwillinge verfügen, da sie aus demselben Ei stammen, über die exakt identische DNA. Dennoch würde niemand auf die Idee kommen, ihnen ihre individuelle Einzigartigkeit abzusprechen. Und das völlig zu Recht, denn **epi**genetisch entwickeln sie sich je nach Lebensstil und Umfeld völlig anders. Es kann sogar passieren, dass sich die beiden im fortgeschrittenen Lebensalter nicht mehr besonders stark ähneln. Hier spreche ich aus eigener Erfahrung, denn zwei meiner besten Freundinnen sind eineiige Zwillinge. Als sie 18 waren, konnte ich sie nicht auseinanderhalten (Asche über mein Haupt, falls eine der beiden diese Zeilen irgendwann lesen sollte). Heute sind sie Ende 30, leben völlig unterschiedliche Leben auf unterschiedlichen Kontinenten und ich frage mich oft, wie um Himmels willen ich sie früher *nicht* unterscheiden konnte – so unähnlich sind sie sich äußerlich im Laufe der Jahre geworden.

Zurück zur Desoxyribonukleinsäure: Auf der Ebene der Moleküle (wir sind also wieder im 1. Stock unseres Legohauses) ist die DNA nichts anderes als 3,27 Milliarden Paare von nur vier sogenannten Nukleinbasen, die sich aneinanderreihen. Diese Nukleinbasen heißen Adenin, Thymin, Guanin und Cytosin und sehen so aus:

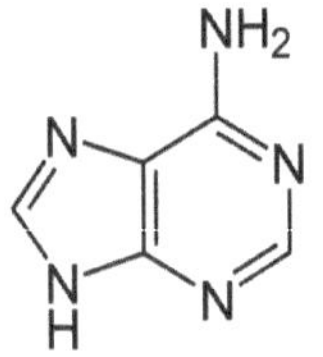

Adenin

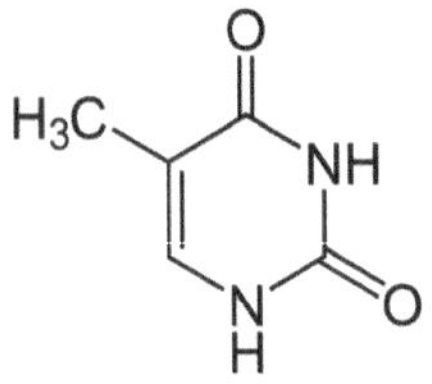

Thymin

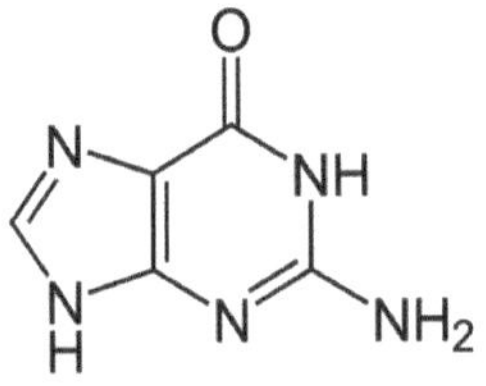

Guanin

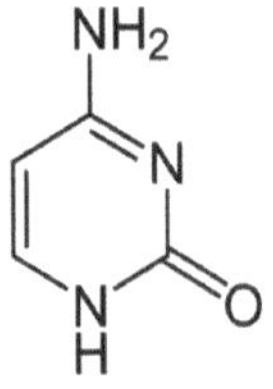

Cytosin

Du bemerkst, wie alles in unserer Welt bestehen sie aus Atomen und es sind die üblichen Verdächtigen: Wasserstoff (H), Kohlenstoff (C), Stickstoff (N) und Sauerstoff (O) – jene vier Elemente, die gewichtsmäßig 96 Prozent des menschlichen Körpers ausmachen.

Einfach nur, weil es faszinierend ist: Ein erwähnenswertes Phänomen stellt der Umstand dar, dass diese Nukleinbasen immer paarig angeordnet sind. Es gibt nur zwei feste Paare und nicht mehr: Adenin/Thymin (oder umgekehrt) gehören zusammen wie Pech und Schwefel und dasselbe gilt für Guanin/Cytosin (oder umgekehrt). Adenin/Guanin oder Adenin/Cytosin bzw. Thymin/Guanin oder Thymin/Cytosin sind im universellen

Schöpfungscode nicht vorgesehen. Es ist tatsächlich ein rein binäres 0-1-System, das sich durch alles organische Leben auf der Erde zieht (alle Pflanzen, alle Pilze, alle Tiere, alle Menschen). Wobei natürlich noch gleich einem rosa Elefanten die hochspannende Frage im Raum steht, aus welcher Intelligenz heraus diese Nukleinbasen eigentlich entstanden sind bzw. ob sie auf der Erde das Licht der Welt erblickten und falls nicht, wie sie den Weg hierher fanden. Die diesbezüglichen Meinungen gehen wenig überraschend auseinander: Einige Stimmen gehen von einer terrestrischen Entstehung aus, z.B. in hydrothermalen Quellen am Meeresboden. Andere tendieren mehr zu einer extraterrestrischen Herkunft, demnach wären die Nukleinbasen z.B. durch Meteoriten auf die Erde gelangt.

Die Gretchenfrage nach der Entstehung des Lebens und somit auch all der natürlichen Lebensmittel, die uns umgeben, kann ich Dir an dieser Stelle leider nicht abschließend beantworten (falls sich das ändern sollte, verspreche ich, es Dich wissen zu lassen, Du würdest aber ohnehin in den Nachrichten davon erfahren, denn der Nobelpreis wäre mir sicher). Wir können allerdings die Tatsache festhalten, dass 3,27 Milliarden und auf 46 Chromosomen verteilte Paare von Adenin/Thymin und Guanin/Cytosin die Gesamtheit unserer DNA widerspiegeln. Auf dieser DNA befinden sich unsere Gene. Nur etwas mehr als 1 Prozent der DNA ist aktiv, man könnte auch sagen: eingeschaltet. Die restlichen 99 Prozent sind inaktiv, also ausgeschaltet. Dieser überwiegende Teil wurde lange Zeit als „Junk-DNA" missinterpretiert, man hielt sie für ein unnützes und überflüssiges Relikt der Evolution. Heutzutage ist diese Sichtweise revidiert und auch der inaktiven DNA wird von der Wissenschaft nun ihre Sinnhaftigkeit und Existenzberechtigung zugestanden.

Der Kernpunkt, auf den wir an dieser Stelle hinauswollen, ist aber der folgende: Aus dem eben Gehörten geht hervor, dass unsere Gene ein- oder ausgeschaltet sein können. Wie ein Licht, das an- oder ausgeht – je nachdem, in welche Position wir den Lichtschalter bringen. Unsere Gene sind also programmiert. Die Ebene der Programmierung nennen wir nicht mehr Genetik, sondern Epigenetik – das, was *auf* den Genen passiert. Denn „epi" ist die griechische Bezeichnung (wieder einmal griechisch, ich weiß) für „auf". Wer oder was befindet sich also auf unserem Genom (der Summe aller Gene) und programmiert es? Es sind vor allem die schon genannten

Methylgruppen. Methylgruppen sind Winzlinge und bestehen lediglich aus einem Kohlenstoff-Atom und drei Wasserstoff-Atomen (CH_3). Sie gehören zu den kleinsten Molekülen im Universum und sind leichter als Wasser. Dennoch sind sie hinsichtlich ihrer Bedeutung wahre Riesen.

Um die Frage von vorhin nun wieder aufzugreifen: Wie können Herzzelle, Leberzelle und mehr als 300 weitere Zelltypen unterschiedliche Funktionen haben, wenn sie genetisch alle identisch sind? Wieso weiß eine Herzzelle, dass sie eine Herzzelle ist und eine Leberzelle, dass sie eine Leberzelle ist? Der Schlüssel ist die entsprechende Programmierung. Die Programmierung der Gene mithilfe von Methylgruppen. 60 Prozent aller Gene in den Zellen sind gleich methyliert und sorgen für die Grundversorgung (das sind die sogenannten *Haushaltsgene*), 40 Prozent sind unterschiedlich methyliert und sorgen dafür, dass die Zellen ihrer jeweiligen spezifischen Aufgabe nachkommen können. Jedes Haus hat Küche, Bad und Schlafzimmer, das wären in dieser Metapher die *Haushaltsgene.* Nicht jedes Haus hat eine Werkstatt. Nicht jedes Haus hat ein Nähzimmer. Und nicht jedes Haus hat ein Atelier. Das sind sehr spezifische Räume, die diesen Häusern die Ausübung von sehr spezifischen Tätigkeiten ermöglichen. Genauso verhält es sich mit unseren Zellen. Und die Positionierung der Methylgruppen definiert die individuelle Aufgabe einer bestimmten Zelle – so wird die Herzzelle zur Herzzelle und die Leberzelle zur Leberzelle. Weil 40 Prozent des Genoms unterschiedlich programmiert sind.

Die Epigenetik zeigt uns damit übrigens auch auf, dass es weniger darum geht, was wir an Genmaterial in diese Welt durch unsere Eltern mitbekommen haben, sondern vielmehr darum, was wir aus unseren Genen machen. Denn die epigenetische Programmierung mag bereits kurz nach der Zeugung beginnen (nach gegenwärtigem Stand der Forschung mit der sechsten Zellteilung, also ab der 33. Zelle), aber sie zieht sich als Konstante durch unser gesamtes Leben. Es ist ein Fluss in ständiger Bewegung und ohne Stillstand. Jeder Gedanke, jedes Gefühl, jeder Reiz aus unserem sozialen oder beruflichen Milieu, jegliches neu erlernte Wissen und natürlich auch unser Essen prägen uns und verändern jeden Tag unsere epigenetische Ebene. Deshalb ist es so essentiell, welchen Einflüssen wir uns Tag für Tag aussetzen. Nicht zuletzt, weil wir die epigenetische Programmebene genau wie die Gene an unsere Kinder weitergeben.

Uns wird dadurch ein bislang ungeahntes Ausmaß an Eigenverantwortung in die Hand gegeben, wir werden gewissermaßen zu unserem eigenen Biohacker. Bruce Lipton nennt die Epigenetik „die neue Wissenschaft der Selbstbestärkung" und schreibt: „Die Wissenschaft der Epigenetik (das bedeutet: jenseits der Genetik) verändert unser Verständnis davon, wie das Leben gesteuert wird, von Grund auf (...). Die Epigenetik hat festgestellt, dass die DNA in unseren Genen zum Zeitpunkt der Geburt noch nicht vollständig festgelegt ist. Gene bestimmen also nicht unser Schicksal! Umwelteinflüsse, darunter auch Ernährung, Stress und Gefühle, können unsere Gene verändern, ohne die grundlegende Zusammensetzung infrage zu stellen."[35] Weikl wiederum ermuntert in ihrem Buch „Gene als Chance" dazu, die bewusste Steuerung der eigenen Gene zu übernehmen: „Die Epigenetik stellt einen Zusammenhang zwischen Genaktivität, Lebensstil und Lebenserfahrungen her. Mit allem, was wir tun, denken, fühlen und wie wir mit dem Leben umgehen, beeinflussen wir die Aktivität unserer Gene. Krankheiten entstehen viel häufiger durch falsche Regulation der Gene als durch ‚falsche Gene' selbst. 98% aller Krankheiten liegen keine genetischen Veränderungen zugrunde, sondern ein schlechter Umgang mit den Genen. Dazu zählen auch Krankheiten wie Bluthochdruck, Diabetes oder Alzheimer. In unserer DNA ist unser genetisches Material gespeichert, mit unserem freien Willen bewirken wir, welcher Teil dieses Materials in welchem Umfang aktiv ist."[36] Mit unserem freien Willen, zu dem auch die Entscheidung gehört, was wir essen und was nicht.

Faszinierend in diesem Zusammenhang ist auch die Online-Datenbank *Human Ageing Genomic Resources*. Die involvierten Forscher widmen sich der Frage, welche Gene federführend für unser Altern bzw. für Langlebigkeit verantwortlich zeichnen. Im Jahr 2024 umfasste die Datenbank über 300 Gene, die mit dem menschlichen Altern assoziiert sind sowie über 2.000 entsprechende Gene in Modellorganismen (Mäuse, Fruchtfliegen, Würmer, Hefe).[37] Durch unsere Ernährung können wir auf exakt diese Gene in die eine oder andere Richtung einwirken. Das deutsche Max-Planck-Institut untermauert das eindrücklich am Beispiel der sogenannten Agouti-Mäuse: Epigenetische Veränderungen können zu einer verstärkten Expression des Agouti-Gens führen. Die Folgen sind gelbes Fell, Verfettung und Diabetes. Gibt man zwei schwangeren Agouti-Mäuseweibchen unterschiedliches

Futter, einmal arm und einmal reich an Methylgruppen, ergeben sich dramatische Unterschiede bei den Mäusekindern. Jener Nachwuchs, der über das Futter der Mutter nur wenige Methylgruppen erhalten hat, wird gelb, krank und dick. Das Agouti-Gen schaltet sich in diesem Fall aufgrund von fehlenden Methylgruppen ein. Die anderen Jungen hingegen bekommen ein braunes Fell und bleiben schlank und gesund. Durch Methylierung – die eben nur stattfinden kann, wenn ausreichend Methylgruppen vorhanden sind – bleibt das Agouti-Gen deaktiviert.[38]

Welches Futter oder – auf uns Menschen bezogen – welche Art von Nahrung bietet uns denn viele Methylgruppen, um hier dauerhaft für ausreichend Nachschub zu sorgen und keiner Untermethylierung zu erliegen? Denn Methylgruppen werden im Körper ständig verbraucht, sei es durch spezifische Methylierungsreaktionen in jeder Zelle, durch Entgiftungsprozesse, durch Alterung oder natürlich durch die omnipräsenten freien Radikale, die auch vor diesen Molekülen nicht haltmachen, um ihren unbändigen Drang nach einem Elektron zu befriedigen. Kohlenhydrate, Fette und Proteine sind jedenfalls keine potenten Methylgruppenspender und helfen uns an dieser Front leider wenig weiter. Die wichtigste Rolle für den ständigen Nachschub an Methylgruppen spielen in Pflanzen enthaltene Mikronährstoffe wie z. B. Folsäure, Vitamin B12 oder Cholin, um nur einige zu nennen. Gemüse und Obst liefern uns nicht nur viele Elektronen 2. Art, um den oxidativen Zellstress zu reduzieren; sie spenden uns auch Methylgruppen in exorbitanter Menge, um unsere epigenetische Programmierung in Richtung Gesundheit, Vitalität und Langlebigkeit zu optimieren.

ZUR ABRUNDUNG DIESER KLEINEN ERNÄHRUNGSKOSMOLOGIE

Chemie ist per definitionem eine „Naturwissenschaft, die die Eigenschaften, die Zusammensetzung und die Umwandlung der Stoffe und ihrer Verbindungen erforscht."[39] Das mag auf den ersten Blick sperrig klingen, wird aber wesentlich leichter nachvollziehbar, wenn wir es mit einem Baukastensystem vergleichen. Und das bekannteste Baukastensystem der Welt ist nun einmal – und ich bin hier völlig befreit von der Absicht, in irgendeiner Weise Werbung machen zu wollen – Lego. Lego versinnbildlicht perfekt, wie aus Atomen Moleküle und aus Molekülen hochkomplexe Lebewesen wie der Mensch entstehen. Nun endet die Chemie nicht hier, denn es ereignen sich unentwegt zahllose chemische Prozesse in unserem Körper, wir sprechen dann von Biochemie. Die Biochemie ist die Lehre von chemischen Vorgängen in Lebewesen, dem sogenannten Stoffwechsel. Als Stoffwechsel wiederum bezeichnen wir alle chemischen Umwandlungen von Stoffen in unserem Körper, darunter fällt die Transformation von Nahrung in Energie bzw. Zellbausteine.

Hier schließt sich der Kreis. Alles, was wir essen, jedes einzelne Atom, beeinflusst, was in unserem Körper geschieht und wie er sich im Laufe von Jahren und Jahrzehnten entwickelt. Und diese Entwicklungskurve kann sehr unterschiedliche Ausprägungen erfahren, je nachdem, ob wir uns artgerecht ernähren oder nicht. Die Wichtigkeit der Thematik ist es also wert, ein potentielles Schultrauma zu überwinden und sich zu öffnen für die unglaubliche Leichtigkeit der Chemie. Und so können wir diese Kosmologie der Ernährung als ersten Schritt in das Thema abschließen und ...

Einen Moment, da drängt sich gerade ein letzter Gedanke auf! Um uns abschließend noch alle ins Grübeln zu bringen: Das Dogma der zwingenden Zufuhr von Nahrung zur Aufrechterhaltung der Lebensfunktionen wird auf eine harte Probe gestellt, wenn wir einen Blick auf Peter-Arthur Straubingers Dokumentation „Am Anfang war das Licht" aus dem Jahr 2010 werfen.[40] Auf Grundlage von Erlebnisberichten, Interviews und wissenschaftlich protokollierten Laborexperimenten erzählt der österreichische Regisseur vom Phänomen der „Lichtnahrung", also von Menschen, die keine Nahrung im klassischen Sinne mehr benötigen. Jetzt könnte man mit einer gesunden Portion Skepsis einwerfen, dass es sich bloß um einen Film handle. Allerdings muss ich an dieser Stelle ergänzen, dass auch ich im Laufe meines bisherigen Lebens unabhängig voneinander drei Menschen begegnet bin, die auf Lichtnahrung zurückgriffen. Ich verbrachte mit jedem von ihnen einige Tage und gemäß meiner Einschätzung waren sie tatsächlich authentisch und keine Scharlatane.

Möglicherweise wird diese spezifische Art der Kulinarik nachvollziehbarer, wenn wir uns vor Augen führen, dass unser Körper lediglich zu 0,000000000001 Prozent aus tatsächlich fester Materie im greifbaren Sinne besteht. Die verbleibenden 99,999999999999 Prozent sind Raum. Einer jener Wissenschaftler, der sich in seiner Forschung in diese scheinbare Leere vorwagt, ist Dr. Joe Dispenza. Er hat 2017 sein hochinteressantes Buch „Becoming Supernatural“ („Werde übernatürlich“) veröffentlicht und vermutlich kann das Phänomen der Lichtnahrung mit einer gewissen Berechtigung der übernatürlichen Sphäre zugeordnet werden. Darin schreibt er: „(...) look at how scientists came to discover the quantum universe, which happened when they began studying the subatomic world. They found that atoms, the building blocks of everything in the physical universe, are made up of a nucleus surrounded by a large field containing one or more electrons. This field is so large in comparison with the tiny electrons that it appears to be 99,999999999999 percent empty space. But (...) the space isn't actually empty; it's made up of a vast array of energetic frequencies that make up an invisible, interconnected field of information. So everything in our known universe, although it may appear to be solid, is actually 99,999999999999 percent energy or information. In fact, most of the universe is made up of this ‚empty' space; matter is an infinitesimally small component in relation to the immense space of nothing physical."[41/42]

Wie man es gemäß dem eigenen Weltbild auch drehen und wenden mag: Lichtnahrung hat zum gegenwärtigen Zeitpunkt nicht das Potential, Breitenwirksamkeit zu erlangen und wird auf absehbare Zeit für den allergrößten Teil der globalen Bevölkerung keine seriöse Ernährungsoption darstellen. Daher wird sich dieses Buch ausschließlich der grobstofflichen Ernährung widmen und wie wir uns ihrer auf gesundheitsfördernde, vitalisierende und sogar heilende Weise bedienen können. Der kurze Scheinwerfer auf das Konzept der Lichtnahrung hingegen sei an dieser Stelle als

Impuls verstanden, der uns – wenn wir möchten – dazu anregen kann, manche Grenze in unserem Kopf zu überdenken und möglicherweise ein Stück weit zu verschieben. Es gibt mehr Dinge zwischen Himmel und Erde, als sich unser schulisch geprägter Verstand auf den ersten Blick vorstellen kann.

Nun ist es endgültig so weit und wir können diese Kosmologie der Ernährung als ersten Schritt in das Thema abschließen und uns den 0,000000000001 Prozent fester Materie zuwenden. Oder in anderen Worten: den kleineren und größeren Molekülen, den Mikro- und Makronährstoffen, die wie unser Körper aus diesem Äonen währenden Prozess seit dem Urknall hervorgegangen sind.

---

22. Buchholz 2002, Seite 134f.

23. Ein Element ist per Definition die Sammelbezeichnung für alle Atomarten mit derselben Anzahl an Protonen im Atomkern. Als Beispiel: Alle Atome mit 1 Proton im Atomkern widerspiegeln dasselbe Element – wir nennen dieses dann Wasserstoff.

24. Die anderen drei sind Thymin, Guanin und Cytosin.

25. Eine Ausnahme stellen die roten Blutkörperchen (Erythrozyten) dar. Sie gewinnen ihre Energie ohne Zuhilfenahme von Sauerstoff durch den Abbau von Glycose zu Laktat.

26. Unshelm 2017, 14

27. Um eventuellen Missverständnissen vorzubeugen, falls Du in nächster Zeit einmal mit einem Chemiker fachsimpeln solltest: In der Chemie gibt es einfach nur „Elektronen" – ohne weitere Differenzierung. Für unsere spezifischen Zwecke allerdings ist genau diese Unterscheidung in „Elektronen 1. Art" und „Elektronen 2. Art" hilfreich. Dadurch werden die beiden Hauptfunktionen von Elektronen im menschlichen Organismus viel klarer.

28. „Radikal“ leitet sich vom lateinischen Wort „radix“ her, was übersetzt nichts anderes als „Wurzel“ bedeutet. Ein radikaler Mensch ist also jemand, der Fragen, Problemen und Herausforderungen gerne auf den Grund geht, indem er ihnen bis zu ihrer Wurzel hin nachspürt, um eine ursächliche Lösung zu finden.

29. Cooper 1995, 28

30. Warum gerade Beerensorten an dieser Stelle? Weil die französischen Mediziner Dr. Richard Béliveau und Dr. Denis Gingras 2005 ein berühmt gewordenes Buch zur antioxidativen Kraft bestimmter Lebensmittel mit dem vielsagenden Titel „Krebszellen mögen keine Himbeeren“ veröffentlichten. An dieser Stelle können wir übrigens eine interessante Querverbindung herstellen und uns die Worte von Dr. Otto Warburg nochmals ins Gedächtnis rufen: „Keine Krankheit kann in einem basischen Milieu existieren – nicht einmal Krebs.“ Quintessenz: Himbeeren sind hoch antioxidativ und begünstigen durch ihren Reichtum an Elektronen 2. Art das von Warburg beschworene basische Milieu, in welchem keine Krankheit längerfristig überdauern könne.

31. Kegel 2015, 260

32. vgl. Plass 2014, abgerufen am 13.8.2024

33. Über das Wurzelwerk und ätherische Öle.

34. Die korrekte Abkürzung in deutscher Sprache wäre eigentlich DNS, allerdings hat sich das Kürzel DNA – vom englischen Begriff *deoxyribonucleic acid* – auch in unserem Sprachraum mittlerweile verstärkt durchgesetzt.

35. Lipton 2019, 71

36. Weikl 2017, 57

37. vgl. Human Ageing Genomic Resources, abgerufen am 5.7.2024

38. vgl. Max-Planck-Gesellschaft, abgerufen am 5.7.2024

39. Antwerpes et al. 2024, abgerufen am 28.6.2024

40. vgl. Straubinger 2010

41. Dispenza 2017, 63

42. „Schauen Sie sich an, wie die Wissenschaftler das Quantenuniversum entdeckten, als sie begannen, die subatomare Welt zu untersuchen. Sie fanden heraus, dass Atome – die Bausteine von allem in unserem physikalischen Universum – aus einem Kern bestehen, der von einem großen Feld umgeben ist, das ein oder mehrere Elektronen enthält. Dieses Feld ist im Vergleich zu den winzigen Elektronen so groß, dass es zu 99,9999999999999 Prozent aus leerem Raum zu bestehen scheint. Aber (...) der Raum ist nicht wirklich leer; er setzt sich aus einer riesigen Anzahl energetischer Frequenzen zusammen, die ein unsichtbares, miteinander verbundenes Informationsfeld bilden. Daher ist alles in unserem bekannten Universum, auch wenn es den Anschein hat, fest zu sein, in Wirklichkeit zu 99,9999999999999 Prozent Energie oder Information. Tatsächlich besteht der größte Teil des Universums aus diesem ‚leeren‘ Raum; feste Materie ist nur ein verschwindend kleiner Bestandteil im Verhältnis zum unermesslichen Raum des physikalischen Nichts.“

WIE DER KÖRPER HEILT UND WELCHE ROLLE ERNÄHRUNG DABEI SPIELT

Zwischen Essen und Ernährung
können Welten liegen.

Sprichwort

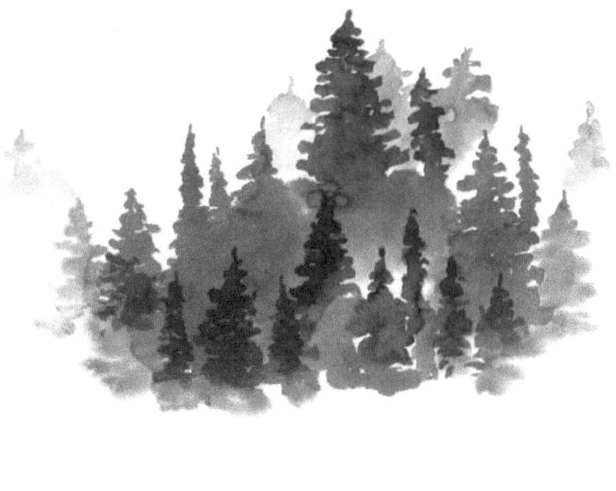

Ernährung ist nicht der einzige, aber einer der Hauptschlüssel für unser langfristiges und nachhaltiges physisches wie auch – das sollten wir uns stets vor Augen halten – unser psychisches Wohlbefinden. Das meine ich im doppelten Sinne: Nicht nur, weil aus Fehlernährung resultierende körperliche Beschwerden uns seelisch belasten und unsere Stimmung trüben, sondern auch, weil fehlende Nährstoffe dafür verantwortlich sein können, dass bestimmte Stoffe in der Zelle nicht oder nur mehr im stark eingeschränkten Maße hergestellt werden. Unterliegt ein Mensch etwa einem Mangel an essentiellen Aminosäuren, was häufig unwissentlich der Fall ist, werden bestimmte Hormone einfach nicht mehr ausreichend produziert, da die notwendigen Ausgangssubstanzen fehlen. Ohne ausreichend Tryptophan (eine essentielle Aminosäure) kann nun einmal nicht genug Serotonin (ein Hormon, das unsere Stimmung verbessert und uns beruhigt) und in weiterer Folge auch nur wenig Melatonin (ein Hormon, das für tiefen und festen Schlaf sorgt) produziert werden. Die Folgen äußern sich u.a. in erheblichen Stimmungsschwankungen und Schlafschwierigkeiten. Ich gehe darauf später noch detaillierter ein, für den Moment ist es ausreichend, das Bewusstsein dafür zu schärfen, dass beide Sphären – Physis und Psyche – ihren Ausgangspunkt in der menschlichen Zelle haben und im höchsten Maße ernährungsabhängig sind.

Ein eklatantes Problem kann auch entstehen, wenn handfeste physische Beschwerden zu leichtfertig dem Reich der Psychosomatik[43] zugeschrieben werden. Beispielsweise bei Mathilda, eine Klientin, die seit ihrer frühen Kindheit an täglichen Bauchschmerzen litt. Manchmal waren diese so intensiv, dass die Lehrer sie von der Schule heimschickten. Selbstverständlich suchten die Eltern medizinischen Rat, doch die behandelnden Ärzte meinten lediglich, das Kind mache sich zu viel Stress, daraus würden dann die Symptome resultieren. Leider war die Wirklichkeit nicht ganz so einfach. Erst viele Jahre später fand Mathilda, mittlerweile 33 Jahre alt, den Weg zu einer Medizinerin, die ihr eine Darmspiegelung empfahl. Eine solche war noch nie gemacht worden. Nun endlich fand man heraus, dass Mathilda am Reizdarmsyndrom litt und die seit drei Jahrzehnten währenden regelmäßigen Schmerzen definitiv nicht psychosomatischer Natur waren. Versuche Dir vorzustellen, wie erleichternd alleine diese Erkenntnis für diese Frau war.

In ihren eigenen Worten mir gegenüber: „Ich habe mich zum ersten Mal im Leben mit meinen Schmerzen ernstgenommen gefühlt."

Einiges war also durch diese Erkenntnis gewonnen, aber nun galt es noch, die Beschwerden auch zu lindern. Glücklicherweise begann Mathilda parallel, sich kritisch mit ihrer bisherigen Ernährung auseinanderzusetzen. Eine Diätologin legte ihr nahe, sich auf Unverträglichkeiten testen zu lassen. Und tatsächlich: Die Ergebnisse zeigten sowohl eine Gluten- als auch eine Lactoseintoleranz. Aufgewachsen war sie jedoch hochgradig mit glutenhaltiger Getreidekost (Brot und Gebäck, Pasta, Pizza, Kuchen, etc.) und Milchprodukten (Milch, Joghurt, Käse, etc.). Was war Mathildas Konsequenz aus diesen augenöffnenden Neuigkeiten? Sie krempelte ihren Essensplan radikal um. Die folgenden vier Jahre ernährte sie sich zur Gänze vegan und glutenfrei. „Nie in meinem Leben fühlte ich mich vitaler und energiegeladener als nach meiner Umstellung", schilderte sie mir. „Die Beschwerden waren weg, es war ein völlig neues Lebensgefühl. Unglaublich! Heute lebe ich nicht mehr zu 100 Prozent vegan, aber großteils und natürlich nach wie vor völlig glutenfrei. Damit habe ich meinen Reizdarm sehr gut im Griff." Ich erinnere mich, Mathilda damals zwar noch einige weitere salutogenetische Hinweise gegeben zu haben, die ihr generelles Wohlbefinden zusätzlich verstärkten (z. B. mehr und hexagonal strukturiertes Wasser zu trinken und ein besonderes Augenmerk auf ihren Vitamin-D-Spiegel zu legen), aber das Schlüsselereignis für sie war ohne jeden Zweifel das Aufspüren ihrer lange verkannten Intoleranzen. In diesem Fall konnte der Körper innerhalb kurzer Zeit genesen, indem ihm einfach diverse belastende Nahrungsmittel erspart blieben.

Ich selbst laborierte zwar an keinen Unverträglichkeiten, aber meine Kost bestand als Kind, Jugendlicher und junger Mann vorwiegend aus Kohlenhydraten. Es fehlte mir an Protein (Aminosäuren) und guten Fetten (vor allem an Omega-3-Fettsäuren und mittelkettigen Triglyceriden). Um kein Missverständnis entstehen zu lassen: Die Küche meiner Mutter war köstlich und ich genoss sie in vollen Zügen, aber sie war durchzogen vom Geist traditioneller österreichischer Hausmannskost – und diese beruht schwerpunktmäßig auf Getreide, Milchprodukten und Fleisch. Fleisch allerdings aß ich eher spärlich, da ich diesbezüglich sehr heikel war, somit war die Proteinzufuhr von dieser Seite überschaubar. Ich kompensierte das mit einer umso größeren Gier nach Brot und Gebäck – kein Kornspitz, keine Salzstange und keine Scheibe Brot waren vor mir sicher. Grobe Mangelerscheinungen hatte ich zwar nicht, aber ich blieb stets ein ziemliches Leichtgewicht. Wäre ich im alpineren Raum aufgewachsen (und nicht im lediglich sanft-hügeligen Innviertel), hätte ich vielleicht das Skispringen für mich entdeckt und eine auf Höhenflüge ausgerichtete professionelle Sportlerkarriere eingeschlagen. Mit meinem damaligen BMI[44] wäre ich dafür eigentlich prädestiniert gewesen. Stattdessen wurde ich begeisterter Hobby-Fußballspieler. Technisch sehr beschlagen und mit einer guten Übersicht ausgestattet, liebte ich die Rolle des Spielgestalters im Mittelfeld, die klassische Position des Zehners also. Dennoch hätte mir in Zweikämpfen ab und zu das eine oder andere Kilogramm definitiv nicht geschadet. Woher aber sollte dieses kommen ohne die entsprechenden Ressourcen in Form von Aminosäuren?

Davon wusste ich damals natürlich noch nichts. Kohlenhydrate, Protein, Fett – das waren für mich sprachliche Begrifflichkeiten ohne viel Inhalt. Der gutgemeinte Rat meiner Trainer, ich möge „mehr Knödel" essen (also noch mehr Kohlenhydrate) war nicht zielführend, denn es fehlte mir nicht an Energie, sondern an Masse. Ebenso wenig gab mir die Schulzeit hier wesentliche Aufschlüsse (dafür kann ich heute noch einige im Lateinunterricht – den ich übrigens dank einer wundervollen Professorin und meines Faibles für römische Geschichte stets zu schätzen wusste – erlernte Zeilen aus Ovids berühmten „Metamorphosen" wortwörtlich zitieren, es interessiert sich nur niemand dafür). Es sollte noch viele Jahre dauern, bis sich mir ein vertieftes Verständnis für meine Ernährung erschloss. Als es allerdings so weit war, markierte dies einen radikalen Wendepunkt in meinem Leben, der mich schließlich nicht nur zu mehr Wohlbefinden und Vitalität, sondern auch zu meinem Idealgewicht führen sollte.

WIE WIR DURCH ERNÄHRUNG KRANK WERDEN (ODER BLEIBEN)

Wundere Dich nicht, dass dieses Kapitel verhältnismäßig kurz gehalten ist. Das geschieht mit voller Absicht und ist zwei Aspekten geschuldet: Zum einen lassen sich die Gründe unseres Krankwerdens in einer fast schon schockierenden Prägnanz definieren und benötigen daher nicht viel Raum; zum anderen liegt der Fokus der Salutogenese und somit auch dieses Buches, das im salutogenetischen Geiste verfasst ist, auf Gesundheit, Gesunderhaltung, Wiedergesundwerdung und Gesundheitsoptimierung. Oder in anderen Worten: Es geht darum, das Prinzip von Heilung und Heilsein zu verstehen. Diese Schwerpunktsetzung drückt sich auch quantitativ durch die entsprechende Seitenanzahl aus.

Dennoch ist es kein Nachteil, die grundsätzlichen Mechanismen zu erfassen, wie eine gewisse Art von Essen bestimmte Symptome, Beschwerden und Krankheiten begünstigen kann. Im Prinzip können wir nur auf zwei Arten durch unsere Ernährung krank werden (davon ausgehend, dass wir nichts Toxisches wie etwa verdorbene Lebensmittel zu uns nehmen, was uns natürlich sofort außer Gefecht setzt):

1. Wir sind, werden und bleiben krank, wenn wir auf eine Art und Weise essen, die unseren Zellen dauerhaft **zu viel von bestimmten Substanzen** zuführt.

2. Wir sind, werden und bleiben krank, wenn wir auf eine Art und Weise essen, die unseren Zellen dauerhaft **zu wenig von bestimmten Substanzen** zuführt.

Wichtig ist hier zum einen das Wort „dauerhaft“. Es geht nicht um den *einen* Besuch im Fastfood-Restaurant aufgrund von Zeitmangel; um die *eine* durchzechte Nacht, als mein bester Freund seinen runden Geburtstag feierte; um den *einen* Tag im All-inclusive-Urlaub, als ich mich am Kuchenbuffet nicht zurückhalten konnte und mir mit sieben auf einen Streich das tapfere Schneiderlein zum Vorbild nahm. Es geht darum, was wir Woche für Woche und Tag für Tag essen – oder eben nicht essen. Symptome und Beschwerden, die einen Ernährungshintergrund in sich tragen, bauen sich durch über viele Jahre (und manchmal sogar Jahrzehnte) hinweg praktizierte Gewohnheiten auf. Meist sehr liebgewonnene Gewohnheiten, denen wir aus Unwillen oder noch viel häufiger Unwissenheit nicht abschwören können. Als Konsequenz daraus weisen die beiden Punkte uns darauf hin, dass wir ein gewisses Grundlagenwissen darüber benötigen, welche Substanzen unsere Zellen frohlockend begrüßen, auf welche sie lieber dankend verzichten, wie wir es mit der Dosierung halten sollen und welche Stoffe wir möglicherweise bislang schlicht und ergreifend übersehen haben.

***

Warum werden wir krank? Und was bedeutet es eigentlich, krank zu sein? Beginnen wir mit der zweiten Frage. Krank zu sein bedeutet, dass die Zellen, aus denen unser Körper besteht, ihr Gleichgewicht verloren haben. Wir nennen dieses Gleichgewicht *Homöostase*. Das Ziel jeglicher Heilung – gleich, welchen therapeutischen Verfahrens sich jemand bedient – ist es immer, den Körper wieder in diese Homöostase zurückzuführen. Obwohl die Zellen hinsichtlich ihrer Grundprogrammierung darauf ausgerichtet sind, die Balance unter allen Umständen aufrechtzuerhalten, lässt sich dieses Ziel nicht immer erreichen. Das Fass der Belastungen ist heutzutage übermächtig geworden und wird von vielen Komponenten gespeist:

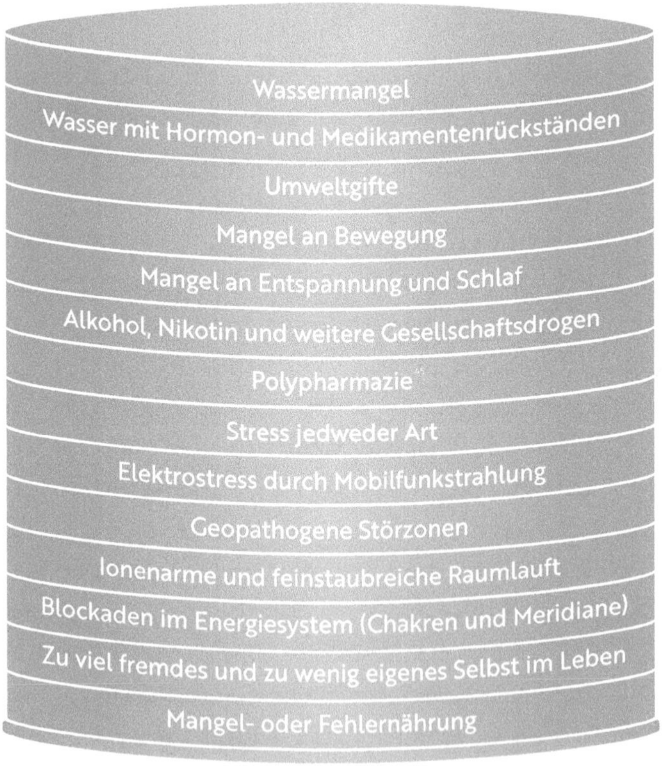

5.1 Wie wir durch Ernährung krank werden (oder bleiben)

Die Liste erhebt keinen Anspruch auf Vollständigkeit, doch bei (zu) vielen Menschen kommt irgendwann der Zeitpunkt, da dieses metaphorische Fass überläuft. Dann manifestieren sich Krankheiten, weil die Zellen den homöostatischen Zustand trotz aller Kompensationsversuche und Warnsignale (erstes leichtes Zwicken und Zwacken) nicht länger aufrechterhalten konnten. In Bezug auf den letztgenannten Punkt dieser Liste, sind es folgende Fehlentwicklungen, die uns krank werden oder bleiben lassen:

1. Der Vitalstoffgehalt natürlicher Lebensmittel hat stark abgenommen

Obst und Gemüse verfügen nicht mehr über dieselbe Dichte an Vitaminen und Mineralstoffen, wie dies noch zu Kindeszeiten unserer Eltern und Großeltern der Fall war. Gründe dafür sind u.a. ausgelaugte Böden, kontaminiertes Wasser, Luftverschmutzung, zu schnelles Wachstum, zu lange Lagerung, zu weite Transportwege und die Omnipräsenz elektromagnetischer Strahlen und Felder.[46] Am Beispiel einiger Sorten, die im Lebensmittellabor 1985 und neuerlich 2002 untersucht wurden, wird dies klar ersichtlich: Der Calcium-Anteil in Brokkoli verringerte sich in diesen 17 Jahren um 73 Prozent, der Magnesium-Anteil in Karotten um 75 Prozent. Vitamin C in Äpfeln hatte sich um 60 Prozent reduziert, Vitamin B6 in Bananen um 95 Prozent und Folsäure in Bananen um 79 Prozent.[47] Nun liegen diese Zahlen schon einige Jahre zurück und es wäre spannend zu wissen, wie sie sich weiterentwickelt haben. Leider sind mir keine aktualisierten Daten für die Gegenwart bekannt, ich stelle allerdings die zugegeben wenig gewagte These auf, dass dieser Negativtrend sich auch über 2002 hinweg fortgesetzt hat und noch viele weitere Obst- und Gemüsesorten betrifft.

2. Der Anteil hochverarbeiteter Nahrung hat stark zugenommen

In der Zeit nach 1945 begann der Wohlstand in der westlichen Welt stetig zu wachsen. Es entstand eine Industrie- und Konsumgesellschaft, die beispiellos war und die es in dieser ausgeprägten Form in der uns bekannten Geschichtsschreibung noch nie gegeben hatte. Supermärkte schossen wie Pilze aus dem Boden und in den dortigen Regalen türmten sich bald nicht nur frische Lebensmittel, sondern auch Fertigprodukte auf. Anfangs noch überschaubar, nahm ihr Anteil schnell zu, denn sie bestachen durch einfache und schnelle Zubereitung. Man musste kein Koch sein, um sich am Abend nach der Arbeit in Windeseile eine leckere Mahlzeit zubereiten zu können. Gemäß dem österreichischen Verein „forum. ernährung heute" beträgt der Anteil stark verarbeiteter Lebensmittel in vielen Ländern rund um den Globus 30 bis 60 Prozent der Energieaufnahme. Im EU-Raum liegt der Durchschnitt bei ca. 27 Prozent, den Großteil davon machen Feinbackwaren, Würste, Fertiggerichte, Margarine und Saucen sowie Softdrinks und Milchprodukte aus.[48]

Hochverarbeitete Nahrung mag einfach und unkompliziert sein, sie hat jedoch ihre Schattenseiten. Der Nährstoffgehalt ist wesentlich geringer als jener von frisch zubereiteten natürlichen Lebensmitteln. Ultra-prozessierte Kost fällt allzu häufig in die Kategorie der leeren Kalorien. Das heißt, dieses Essen macht uns zwar satt, bietet aber darüber hinaus keinen essentiellen Nähr- und Mehrwert für unseren Körper. Somit entspricht es definitiv nicht dem, was unsere Zellen eigentlich essen wollen, da es ihnen nicht dabei behilflich ist, sich zu höchster Funktionalität aufzuschwingen. Die Problematik erschöpft sich nicht in Nährstoffarmut, sondern wird durch das Vorhandensein von für den Körper destruktiven Substanzen noch verschärft: Geschmacksverstärker, Konservierungsstoffe und Transfette sind bei einmaliger Zufuhr kein Thema, machen aber auf Dauer im wahrsten Sinne des Wortes keinen schlanken Fuß. Nicht nur wird die Zelle durch hochverarbeitete Nahrung essentieller Nährstoffe beraubt, die sie für ihr tadelloses Funktionieren zwingend benötigt, sie muss sich auch mit einer Menge von – es gibt kein eleganteres Wort dafür – Müll herumschlagen, der sie belastet. Auf Dauer geht sie daran zugrunde.

3. Der Anteil von Zucker in unserer Ernährung ist viel zu hoch

Hand in Hand mit Fertigprodukten stieg in den Supermärkten die Zahl an Süßigkeiten exorbitant an. Plötzlich gab es unzählige Regale, die sich ausschließlich der gustatorisch süßen Seite des Lebens widmeten. Insbesondere Kinder wurden und werden durch dieses Überangebot frühzeitig konditioniert und zu zuckersüchtigen Erwachsenen herangezogen. Ich durfte mich selbst viele Jahre zu diesem gar nicht so erlauchten Kreis zählen und nahm zudem wahr, dass mein Bedürfnis nach Süßem stets anstieg, wenn ich die Lebensumstände als besonders bewegt, unruhig oder turbulent wahrnahm. Süßes scheint in einer manchmal sehr sauer anmutenden Welt Trost zu spenden und ist Bestandteil vieler gesellschaftlicher Riten und Traditionen: das süße Frühstück mit Marmelade und/oder Honig; der tägliche 15-Uhr-Kaffee, zu dem ein Stück Kuchen oder Kekse serviert werden; die Torte am Sonntagnachmittag im Rahmen des Familienbesuches; die Tafel Schokolade, die als Geschenk nach dem Blutspenden auf einen wartet; die Bonbons, die Kindern als Belohnung zuteil werden; und neben Dutzenden von weiteren Beispielen, die hier mit etwas Phantasie noch angeführt werden könnten, nicht zuletzt die Selbstverständlichkeit, mit der wir in hohen Mengen Brot- und Getreideprodukte am täglichen Speiseplan stehen haben und zu uns nehmen. Jene Brot- und Getreideprodukte, die zu einem großen Prozentsatz aus Stärke bestehen. Stärke wiederum ist nichts anderes als ein Mehrfachzucker, der sich aus einzelnen Glucose-Molekülen (Traubenzucker) zusammensetzt.

Zucker mag zwar per se einfach eine Form von Energie sein, also ein exzellenter Lieferant von Elektronen 1. Art, aber – und wir sprechen hier von einem exorbitanten *aber* – in jener Menge, in der Zucker seit 1945 Teil unserer täglichen Ernährung ist, bringt er höchst destruktive Nebenwirkungen für unsere Zellen mit sich. Ein über viele Jahre hinweg bewusst vergessener und zu seinen Lebzeiten (1910-1995) massiv diffamierter Zuckerforscher war der Brite John Yudkin, Professor für Ernährung an der University of London. Heute ist er glücklicherweise rehabilitiert und sein Buch „*Pure, White and Deadly – How Sugar Is Killing Us and What We Can Do To Stop It*" (auf Deutsch: „*Pur, Weiß, Tödlich – warum der Zucker uns umbringt und wie wir das verhindern können*") ist Standardlektüre, wenn es darum geht, der zerstörerischen Wirkung von Zucker auf den Grund zu gehen. Einleitend schreibt Yudkin dort: „I hope that when you have read this book I shall have convinced you that sugar is really dangerous. At the very least, I hope I shall have persuaded you that it *might* be dangerous. Now add to this the fact – the indubitable fact – that neither you nor your children need to take any sugar at all, or foods or drinks made with it, in order to enjoy a completely healthy and highly nutritious diet."[49/50]

Abgesehen von dem Gefahrenpotential, das er unmissverständlich anspricht, zeigt er noch einen weiteren wesentlichen Aspekt auf: Zucker ist nicht essentiell, das heißt, wir benötigen ihn nicht. Diese Aussage ist in dieser kompromisslosen Radikalität nochmals hervorzuheben: Wir benötigen keinen Zucker, tatsächlich gar keinen. Unserem Körper geht es ohne die Zufuhr von Glucose & Co. deutlich besser. Wie aber lässt sich diese Behauptung mit der Tatsache vereinen, dass Glucose der Haupttreibstoff und primäre Energielieferant für unsere Zellen ist? Wir werden auf diesen nur scheinbaren Widerspruch im gleich folgenden Kapitel „Makronährstoffe" eingehen, wenn wir uns den Kohlenhydraten, Fetten und Proteinen widmen.

WIE WIR DURCH ERNÄHRUNG GESUND WERDEN (ODER BLEIBEN)

Wenn das Krankwerden und Krankbleiben unseres Körpers durch unsere Ernährung darauf beruht, dass wir entweder auf eine Art und Weise essen, die unseren Zellen dauerhaft zu viel oder zu wenig von bestimmten Substanzen zuführt, dann ist im deduktiven Stile Sherlock Holmes' daraus ableitbar, dass das Gegenteil davon Gesundwerdung und Gesundbleiben begünstigt. Auch hier können wir uns auf zwei Punkte fokussieren:

1. Wir sind, werden und bleiben gesund, wenn wir auf eine Art und Weise essen, die unseren Zellen dauerhaft eine **ausreichende Menge von bestimmten Substanzen** zuführt.

2. Wir sind, werden und bleiben gesund, wenn wir auf eine Art und Weise essen, die unseren Zellen dauerhaft **bestimmte Substanzen erspart oder nur im geringsten Maße zulässt**.

Von welchen Substanzen sprechen wir? Bezogen auf den zweiten Punkt scheint die Antwort sehr einfach zu sein: Alles, was nicht zum Funktionieren einer Zelle beiträgt und im menschlichen Organismus keinen biologischen Zweck erfüllt. Offensichtlich und wenig überraschend fallen in diese Kategorie toxische Stoffe wie Herbizide, Fungizide und Pestizide,

Schwermetalle, Alkohol, Chemikalien wie Farbstoffe, Konservierungsstoffe und Geschmacksverstärker, Transfettsäuren, Acrylamid[51] und Antibiotika-resistente Bakterien (durch kontaminierte Nahrungsmittel). Aber auch prinzipiell nicht-toxische Substanzen bzw. Elemente entfalten im Übermaß genossen einen destruktiven Effekt: zu viel Zucker, zu viele Omega-6-Fettsäuren, zu viel Vitamin A, zu viel Eisen, zu viel Selen oder zu viel Natrium – das alles liegt ebenfalls im Bereich des Möglichen, wenngleich eine Überdosis Zucker deutlich häufiger anzutreffen ist als eine Hypervitaminose durch Vitamin A.

Was aber braucht es nun – abgesehen von Wasser, das ein eigenes riesiges Thema darstellen würde – im Gegenzug, um unsere Zellen florieren zu lassen? Eigentlich weniger, als man sich vermutlich ausmalen würde:

- Elektronen 1. Art
- Elektronen 2. Art
- Methylgruppen
- Essentielle Aminosäuren
- Essentielle Fettsäuren
- Vitamine
- Mineralstoffe
- Sekundäre Pflanzenstoffe
- Faserstoffe (auch Ballaststoffe genannt)

Diese Liste wollen wir einer genaueren Betrachtung unterziehen.

Elektronen 1. Art sind unverzichtbar für die Energieherstellung (Produktion von ATP) in den Mitochondrien, unseren Zellkraftwerken. Grundlage dafür sind die sogenannten Makronährstoffe (*makro* = groß): Protein, Fett und Kohlenhydrate.

Protein

Der erste Makronährstoff, dem wir uns zuwenden, ist Protein, umgangssprachlich auch Eiweiß genannt. Der Name ist Programm, denn der Begriff *Protein* kommt vom griechischen *prōtos*, was so viel wie „erstes, wichtigstes" bedeutet (auch die Worte „Prototyp", „Proton" oder „Protagonist" leiten sich davon ab). Protein genießt also unter den Makronährstoffen eine gewisse Vorrangstellung. Der Grund dafür ist, dass es nicht nur zur Energiegewinnung herangezogen werden kann, sondern vor allem die unverzichtbaren Baustoffe zur Verfügung stellt, aus denen unsere Zellen bestehen und die sie auch für ihre ständige Erneuerung durch Zellteilung benötigen.

Protein stellt lediglich einen Überbegriff dar, denn es gibt unzählige Einzelproteine, die in einem tierischen oder pflanzlichen Lebewesen vorkommen und dabei unterschiedlichste Funktionen ausüben. Um ein Beispiel zu geben, sehen wir hier das Protein *Myoglobin*:

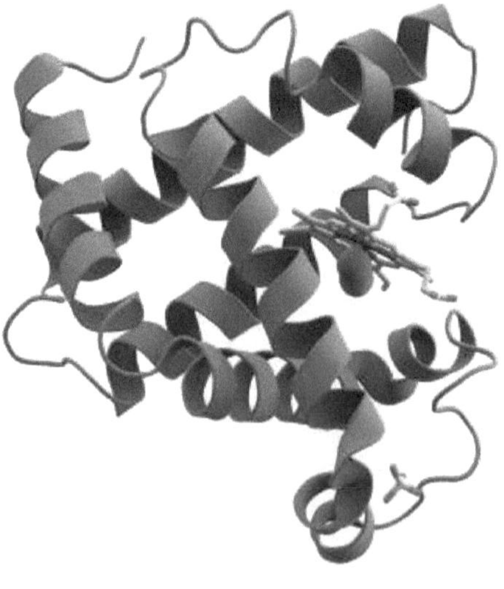

Die dem Myoglobin von der Natur zugedachte Aufgabe ist es, Sauerstoff zu binden und ihn zu den Mitochondrien, den Kraftwerken der Zelle, zu transportieren. Der rote Farbton des Fleisches etwa ist dem Myoglobin geschuldet. Die Rechnung hierbei ist einfach: Je mehr Myoglobin ein Muskel enthält, desto roter ist er. Nahrungsmittel mit hohem Myoglobin-Gehalt sind dementsprechend Rindfleisch, Lammfleisch, Wild, Schweinefleisch, Fisch und Geflügel.

Wenn jemand eine dieser Fleischsorten isst, kommt diese Person allerdings trotzdem nicht in den Genuss von Myoglobin – zumindest nicht als Ganzes, denn an diesem Punkt kommt unsere Verdauung ins Spiel. Wir mögen zwar Tausende verschiedener Proteine aus pflanzlichen und tierischen Quellen zu uns nehmen, diese werden aber durch entsprechende Verdauungsenzyme in ihre einzelnen Bestandteile zerlegt. Diese kleineren Einheiten sind die Aminosäuren. Auf die Aminosäuren werden wir im nächsten Kapitel eingehen, da sie zu den Mikronährstoffen zählen. Myoglobin besteht aus 153 solcher Aminosäuren. Wir könnten also auch vereinfacht sagen, dass ein Protein nichts anderes ist als eine Kette von Aminosäuren. Das ist vergleichbar mit einer Perlenhalskette: Jede Perle steht für sich und repräsentiert eine einzelne Aminosäure, als zusammenhängendes Gesamtkonstrukt aber werden sie zu etwas Neuem, in unserem Fall eben zu einem Protein. Nicht zuletzt: Es gibt essentielle (unverzichtbare) und nicht-essentielle Aminosäuren, das ist ein Schlüsselelement.

Protein hat genauso wie Kohlenhydrate einen Brennwert von 4 Kilokalorien[52] pro Gramm. Nehmen wir also beispielsweise 100 Gramm Protein zu uns, entspricht das etwa 400 Kilokalorien und somit ca. 20 Prozent der empfohlenen Menge an Brennstoff für einen durchschnittlichen erwachsenen Menschen.[53] Hier gilt es allerdings zu beachten, dass Protein nicht primär als Brennstoff, sondern vielmehr als Baustoff von Relevanz ist. Auf den Brennwert bezogen ist Fett deutlich ergiebiger, liefert es doch 9 Kilokalorien pro Gramm und damit mehr als doppelt so viele wie Protein oder Kohlenhydrate.

Nicht zuletzt sollten wir berücksichtigen, dass unsere Nahrung in einem gut hydrierten Organismus mehr Brennwert entfalten kann als in trockenen Gefilden. In anderen Worten: Das Trinken von ausreichend Wasser ist eine unabdingbare Voraussetzung, um unserem Essen sein volles kalorisches

Potential abzuringen. Neben dem morgendlichen Trinken auf nüchternen Magen hat es sich erfahrungsgemäß als am besten herauskristallisiert, 30 Minuten vor einer größeren Mahlzeit einen halben Liter Wasser zu trinken. Während und bis zu zwei Stunden nach dem Essen solltest Du kein Wasser zu Dir nehmen. Dies würde die Magensäure verdünnen und den Verdauungsprozess erschweren.

Neben dem sogenannten katabolen (abbauenden) Stoffwechselweg, in dem das Protein wie im obigen Beispiel den Mitochondrien zur Energieerzeugung zugeführt wird, gibt es noch den anabolen (aufbauenden) Weg. Hier werden die Aminosäuren, aus denen ausnahmslos alle Proteine bestehen, nicht verbrannt und somit kraft der ihnen innewohnenden Elektronen zu ATP verstoffwechselt, sondern sie dienen als Bausteine für die Herstellung körpereigener Proteine oder überhaupt nagelneuer Zellen. Möchte ich etwa Muskelmasse aufbauen, so brauche ich sehr, sehr viele dieser Aminosäuren. Manche Bodybuilder versteigen sich sogar dazu, sogenannte Anabolika einzunehmen. Diese haben allerdings mit einer natürlichen Proteinzufuhr nicht mehr viel zu tun, stattdessen können sie langfristig schwere gesundheitliche Folgen wie Lebererkrankungen, Herzprobleme, Fruchtbarkeitsstörungen oder psychische Störungen verursachen.

Allerdings ist die Muskulatur nur ein Beispiel von vielen. Wie viele körpereigene Proteine, ohne die wir nicht lebensfähig wären, gibt es? Die ernüchternde Antwort lautet: Ganz genau wissen wir es nicht, wie so vieles, was das Mysterium Körper betrifft. Die Wissenschaft nimmt an, dass es mindestens 400.000 Proteine sind, die unser Organismus selbst synthetisiert – also eine für unseren Verstand schier unvorstellbare Menge. Ich möchte an dieser Stelle daher nur ein paar Beispiele nennen, um den Stellenwert von Protein noch eindrücklicher hervorzuheben: Muskeln, Sehnen, Bänder, Haare, Rezeptoren, Hormone (außer die auf Cholesterin basierenden Steroidhormone), Kollagen, Enzyme, Abwehrzellen, Antikörper, das Komplementsystem[54], Myoglobin, Hämoglobin und so weiter und so fort. All das sind Proteinstrukturen, ohne die unser Körper nicht ordnungsgemäß funktionieren könnte. Die Liste ließe sich ins Endlose hinein erweitern und könnte für sich alleine dieses Buch füllen.Wie viel Protein sollten wir nun täglich zu uns nehmen, um unserem Organismus ausreichend Bausubstanz für die Produktion körpereigener Proteine sowie die Reparatur und Erneuerung seiner 100 Billionen Zellen zur Verfügung zu stellen? Die DGE (Deutsche Gesellschaft für Ernährung) spricht von mindestens 1 Gramm pro Kilogramm Körpergewicht pro Tag. Meines Erachtens ist diese Menge tatsächlich das absolute Minimum, eine höhere Proteinzufuhr ist auf jeden Fall empfehlenswert. Eineinhalb bis zwei Gramm pro Kilogramm ist ein guter Richtwert. Das würde bei einer 50-Kilo-Frau 75- 100 Gramm Protein entsprechen und bei einem 80-Kilo-Mann 120- 160 Gramm. Ich gebe hier bewusst keine Bewertung darüber ab, ob diese Menge an Protein vorrangig aus tierischem oder pflanzlichem Eiweiß stammen sollte, das kann und soll jeder für sich selbst entscheiden. Die Zelle unterscheidet nicht, ob eine Aminosäure von einem Stück Fleisch oder von einer Hülsenfrucht kommt – es ist nach der Verdauung des Nahrungsproteins schlicht und einfach eine einzelne Aminosäure, die für Neues verwendet werden kann.

Als Gedankenanstoß möchte ich hier lediglich die folgenden Aspekte hinzufügen: Zum einen ist es richtig, dass tierische Nahrungsmittel über einen höheren Proteinwert verfügen als pflanzliche und somit der Gesamthaushalt an täglich notwendigem Eiweiß über eine rein vegane Ernährungsweise schwieriger (wenngleich nicht unmöglich) zu stillen ist. Bei einer vegetarischen Diät wird es schon einfacher, da hier auch Käse oder Eier zu sich genommen werden und manchmal bei den flexibleren Vegetariern sogar Fisch auf dem Speiseplan steht. Zum anderen gilt auch, dass die tierische Zelle, also Fleisch, sehr viel Stickstoff enthält. Während der Stickstoffanteil bei Tieren (so wie bei uns Menschen) bei 3 Prozent liegt, ist er bei Pflanzen mit 0,3 Prozent um den Faktor 10 niedriger. Zu hohe Stickstoffdosierungen über einen längeren Zeitraum hinweg können zu einem atomaren Ungleichgewicht führen und ernährungsbedingt körperliche Beschwerden hervorrufen. Tierische Zellen enthalten zudem eine Omega-6-Fettsäure namens Arachidonsäure, die entzündungsfördernd wirkt und in Pflanzen nicht enthalten ist. Nicht zuletzt empfehle ich, im Fall des Falles penibel auf die Qualität des konsumierten Fleisches zu achten, da ansonsten – und das ist keine Neuigkeit für Dich – Hormone und Medikamentenrückstände den Weg in unseren Körper finden, wo sie nichts verloren haben.

So oder so gilt: Stellen wir unseren Zellen ausreichend Aminosäuren zur Verfügung, versetzen wir sie in die Lage, aus diesen in den Ribosomen alle notwendigen körpereigenen Proteine synthetisieren zu können. Das ist von höchster Wichtigkeit, denn nur so kann die Zelle – und somit natürlich ganzheitlich betrachtet der gesamte Körper – alle ihre Funktionen ordnungsgemäß ausführen, was zu Homöostase und Gesundheit beiträgt. Und das ist der Zustand, den wir anvisieren.

Fett

Fett ist der wohl am meisten missverstandene Makronährstoff. Ich nehme meine Quintessenz hierzu daher gleich vorweg: Fett ist unverzichtbar und wird weit unter seinem Wert geschlagen. Um das besser zu begreifen, müssen wir in der Historie etwas zurückgehen. Bis in die 1950er Jahre hinein war Fett auf allen Ebenen respektiert, geachtet und in jeder Küche und auf jedem Esstisch in großer Menge anzutreffen – zu Recht. Dann begann, getarnt unter einem zweifelhaften wissenschaftlichen Deckmantel, eine Diffamierungs- und Diskreditierungskampagne, die in der Geschichte der Ernährungslehre ihresgleichen sucht. Auf der Grundlage einer unvollständigen und äußerst selektiven Betrachtungsweise wurde ausgehend von den USA ein unbedingter Zusammenhang zwischen Fettkonsum und hohen Cholesterinwerten bzw. Herz-Kreislauf-Krankheiten konstruiert. Dabei wurde anfangs auch nicht differenziert, um welches Fett es sich handelte, sondern dieser wertvolle Makronährstoff stattdessen in Bausch und Bogen verunglimpft. Was geschah damals?

Der Pharmakologe James DiNicolantonio und der Arzt Joseph Mercola beschreiben es folgendermaßen: „Die Verteufelung von Fett im Allgemeinen und gesättigtem Fett im Besonderen begann Mitte der 50er-Jahre des vorigen Jahrhunderts. Damals veröffentlichte ein Forscher namens Ancel Keys eine Studie, die auf einen positiven Zusammenhang zwischen der Aufnahme von Kalorien aus Fett und dem Tod durch degenerative Herzkrankheiten hinzudeuten schien – mit anderen Worten: je höher die Zufuhr von Nahrungsfetten in einer Bevölkerung, desto höher auch die Zahl der Sterbefälle durch Herzkrankheit. Diese Studie, die sogenannte *Six Countries Study*, war ein Meilenstein. Tatsache ist, dass Keys für seine Studie Datenmaterial aus 22 Ländern verwendete, doch als man Daten aus den sechzehn Ländern, die Keys nicht berücksichtigt hatte, miteinbezog, stellte sich der Zusammenhang zwischen Fett und Herzkrankheit als viel weniger ausgeprägt dar. Nicht lange darauf sollte der britische Forscher John Yudkin, M.D., herausfinden, dass der Verzehr von raffiniertem Zucker stark an die Menge von Fett in der Nahrung gekoppelt ist – das heißt, dass Populationen mit hohem Fettkonsum häufig auch einen hohen Zuckerkonsum haben –, was darauf hindeutet, dass Keys' Ergebnisse auf Zucker und nicht auf Fett zurückzuführen sein könnten."[55] Dieser damaligen Unklarheit, die wissenschaftlich seriös und fundiert untersucht hätte werden müssen, wurde kein Raum gegeben. Stattdessen war eine der größten Ernährungslügen aller Zeiten geboren.

Als Konsequenz daraus wurde der Markt mit fettarmen Produkten geflutet. Auch heute noch finden wir diese in hoher Zahl in den Supermarktregalen. Fett ist allerdings nicht nur maßgeblich für die Konsistenz einer Speise verantwortlich, sondern auch substantieller Aroma- und Geschmacksträger. Fehlt es, braucht es dringend Ersatz. Dieser wurde im Zucker gefunden, der nun überproportionalen Eingang in alle industriell gefertigten fettreduzierten Nahrungsmittel fand. Parallel dazu nahm in der Medienlandschaft – die damals mit Tageszeitung, Fernsehen und Radio noch wesentlich überschaubarer und einfacher steuerbar war als heutzutage – eine beispiellose Propagandakampagne Fahrt auf. Die Zuckerindustrie nahm viel Geld in die Hand und machte sich in Abstimmung mit sich andienenden Wissenschaftlern daran, den Zucker reinzuwaschen. Der Erfolg gab ihnen recht, denn bald hatte sich die Botschaft ins Massenbewusstsein eingebrannt, dass Fett im Interesse der eigenen Gesundheit zu meiden und Zucker zu bevorzugen sei. In den 1950er Jahren liefen im TV Werbespots, die festhielten:

Ach wie wär' das Leben traurig, gäb' es keinen Zucker mehr.
Kinder hätten keine Freude, keine Lust zum Spielen mehr.
Zucker zaubert!
Auch wie wär' das Leben hässlich, gäb' es keinen Zucker mehr.
So ein hübsches junges Mädchen wäre dicklich, rund und schwer.
Zucker zaubert![56]

Das war noch nicht das Ende der Fahnenstange, denn auch Butter wurde durch seinen Reichtum an den fortan besonders geächteten gesättigten Fettsäuren zur Angriffsfläche. Das Ersatzprodukt, das in den Markt eingeführt wurde, hieß Margarine, wurde als viel gesündere pflanzliche Alternative gepriesen und war in seiner damaligen Zusammensetzung – wie wir heute wissen – hochgiftig. Dies lag an der spezifischen Herstellungsweise, die durch künstliche Härtung von Pflanzenölen sogenannte trans-Fettsäuren hervorbrachte. Die DGE hält zu diesen lapidar, aber unmissverständlich fest: „Für trans-Fettsäuren ist keine positive Funktion im Organismus bekannt."[57] Sogar die hinsichtlich ihrer tatsächlichen Interessen meiner bescheidenen Einschätzung nach nicht immer über jeden Zweifel erhabene Weltgesundheitsorganisation (WHO) hat dies anerkannt und schätzt, dass 500.000 Menschen pro Jahr an von trans-Fettsäuren ausgelösten koronaren Herzerkrankungen versterben. Die Dunkelziffer dürfte noch viel höher liegen. Mittlerweile gibt es daher Bestrebungen, diesen als „toxisch" eingestuften Nahrungsbestandteil drastisch zu reduzieren. Der Vollständigkeit halber sei noch darauf hingewiesen, dass trans-Fettsäuren sich auch auf natürliche Weise im Verdauungstrakt von Wiederkäuern wie Kühen, Schafen und Ziegen bilden – wenngleich in wesentlich gelinderer Menge. Das Fett aus Milch und Fleisch besteht zu 2 bis 3 Prozent aus trans-Fettsäuren, die wir dann ggf. mit dem Verzehr dieser Nahrungsmittel zu uns nehmen. Schädlich sind diese natürlichen trans-Fettsäuren übrigens im selben Maße wie die von der Industrie gefertigten.

An dieser Stelle erkennen wir, wie wichtig es ist, beim Thema Fett zu differenzieren: Fett ist nicht gleich Fett. Während unsere Zellen von trans-Fettsäuren ohne jeglichen Hauch eines Zweifels nichts wissen wollen, können sie ohne ausreichend Omega-3-Fettsäuren nicht gedeihen. Genau diese Unterscheidungsfähigkeit fehlt uns in einem hohen Ausmaß, weil wir noch an den Nachwehen der Anti-Fett-Propaganda des 20. Jahrhunderts laborieren. Nach wie vor wird Fett von viel zu vielen Menschen als Synonym für Fettleibigkeit (dass das Substantiv „Fett" und das Adjektiv „fett" sich lediglich durch die Größe des Anfangsbuchstabens unterscheiden, ist für aufklärerische Zwecke wenig hilfreich) und Herz-Kreislauf-Krankheiten interpretiert. Oft geschieht dies auf einer unbewussten Ebene, da sich die destruktiven Glaubenssätze über Fett über 50 Jahre hinweg tief ins kollektive Gedächtnis unserer Gesellschaft eingebrannt haben.

Dennoch gibt es Licht am Ende des Horizonts. Langsam, aber sukzessive bricht sich die Erkenntnis Bahn, dass weniger das Fett, sondern vielmehr der Zucker das größte Ernährungsproblem der Neuzeit ist. Diese heute auf der Hand liegende Erkenntnis durfte lange nicht ausgesprochen werden. Forscher wie der bereits erwähnte britische Ernährungsspezialist John Yudkin, die es wagten, dem gängigen Narrativ zu widersprechen, wurden an den Rand gedrängt und hinsichtlich ihrer wissenschaftlichen Reputation geradezu vernichtet. Die Zuckerindustrie war bei weitem zu mächtig geworden und ließ keine Kritik an ihrer Ideologie zu, denn dies wäre Hand in Hand mit finanziellen Einbußen gegangen.[58] Der Preis war und ist bis zum heutigen Tag hoch: Herz-Kreislauf-Krankheiten sind die häufigste Todesursache in der scheinbar hochzivilisierten, doch ernährungstechnisch über weite Strecken degenerierten westlichen Welt. Zudem wurden Fettleibigkeit, Demenz und Diabetes zu wahren Volksseuchen. Die fehlerhafte Maxime, dass Fett schädlich und Zucker gesund sei, hat zu dieser Entwicklung einen Kardinalanteil beigetragen.

Lassen wir die unglücklichen historischen Gegebenheiten hinter uns und betrachten wir Fett von seiner chemischen Seite (ich höre den Jubel, aber ich verspreche, mich kurz und prägnant zu halten): So wie Protein aus Aminosäuren besteht, besteht Fett aus Fettsäuren. Und so wie es essentielle Aminosäuren gibt, existieren ebenso essentielle Fettsäuren. Diese sind für den Zellverbund Körper unverzichtbar. Die essentielle Omega-3-Fettsäure DHA etwa finden wir in der Zellmembran – jede unserer 100 Billionen Zellen hat als Hülle eine Zellmembran um sich – sowie in der Netzhaut des Auges und im Gehirn. Steht sie uns in zu geringem Ausmaß zur Verfügung, was kein seltenes Phänomen ist, leiden nicht nur unsere kognitiven Fähigkeiten und unsere Sehkraft darunter, sondern auch der Nährstofftransport in die bzw. der Abfalltransport aus der Zelle. Das liegt daran, dass DHA (eine Abkürzung übrigens für das wunderbare Wort *Docosahexaensäure*) die Fluidität und Geschmeidigkeit der Zellmembran erhöht. Andernfalls verhärtet diese und wird undurchlässiger. Auf die Omega-3-Fettsäuren gehen wir gleich noch eine Spur detaillierter im folgenden Kapitel über die Mikronährstoffe, zu denen sie zählen, ein.

Ganz grundsätzlich gilt es festzuhalten, dass es unterschiedliche Formen von Fett gibt. Fett besteht aus kleineren Bausteinen, den erwähnten Fettsäuren (die ihrerseits wiederum aus Atomen bestehen):

- Es gibt zwei große Gruppen, die gesättigten und die ungesättigten Fettsäuren.
- Die ungesättigten wiederum werden in einfach ungesättigte und mehrfach ungesättigte Fettsäuren unterteilt.
- Die mehrfach ungesättigten werden nochmals aufgefächert in Omega-3- und Omega-6-Fettsäuren.
- Außerdem gibt es noch die trans-Fettsäuren.
- Zuguterletzt sind Fettsäuren unterschiedlich lang: kurzkettig, mittelkettig, langkettig oder sehr langkettig.

Je nachdem, wie sich diese Variablen aus Sättigungsgrad und Länge nun in zahlreichen Variationsmöglichkeiten zusammenfügen, entfaltet die entsprechende Fettsäure eine andere Wirkung in unserem Körper. Du siehst also: Fett ist nicht gleich Fett. Man sollte sich ein gewisses Grundlagenwissen zu diesem hochwichtigen Makronährstoff aneignen, um sich kompetenter und artgerechter ernähren zu können. Die gute Nachricht ist: Fett ist auch keine Raketenwissenschaft, ein guter Überblick ist innerhalb weniger Tage zu bewerkstelligen.

Nehmen wir ein prominentes Beispiel, um diesen trotzdem leicht gordisch anmutenden Fettknoten zu entwirren: Die Ölsäure als einfach ungesättigte Fettsäure etwa ist mit 55-83 Prozent der Hauptbestandteil des Olivenöls (die Menge variiert je nach Olivenart, Klima und Herstellungsverfahren). Graphisch wird die Ölsäure auf diese Weise zum Ausdruck gebracht:

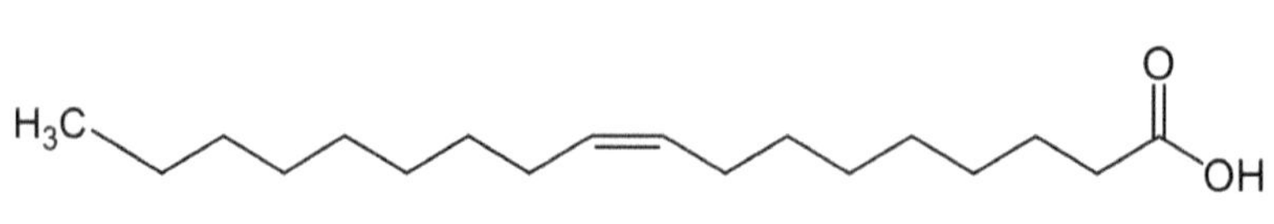

In der Mitte befinden sich zwei Striche und nicht nur einer. Wir sprechen an dieser Stelle von einer Doppelbindung und eine Doppelbindung ist ungesättigt. Ich verstand dies am Beginn meiner Beschäftigung mit Fett und chemischen Strukturformeln nicht, da mir eine Doppelbindung rein visuell immer „gesättigter" erschien als eine Einfachbindung. Vielleicht kannst Du meinen der anfänglichen (und völlig legitimen) Unwissenheit geschuldeten Gedankengang ja nachvollziehen. Heute weiß ich, dass sich der Begriff „Sättigung" auf die Wasserstoff-Atome einer Fettsäure bezieht. Jede Ecke der oben dargestellten Ölsäure symbolisiert nämlich ein Kohlenstoffatom. Ein Kohlenstoff-Atom hat vier freie Verbindungsstellen, kann also vier Elektronen aufnehmen. Wir können uns das vorstellen wie ein Strichmännchen, das mit zwei Armen und zwei Beinen nach etwas greift. Die zwei Arme sind in unserer Analogie abgedeckt durch die Verbindung der Kohlenstoff-Atome untereinander, sie fassen einander an den Händen. Die verbleibenden zwei Andockpunkte, gewissermaßen die Beine, werden von Wasserstoff-Atomen besetzt. Die gesamte Fettsäure ist, um es mit einem anderen Wort zu sagen, mit Wasserstoff *gesättigt*. So weit, so gut. Was aber passiert, wenn sich zwischen zwei Kohlenstoff-Atomen – wie bei der Ölsäure im Zentrum ersichtlich – eine Doppelbindung entspinnt? Dann bleibt bei diesen beiden Kohlenstoff-Atomen statt zwei nur mehr ein Bein frei, um ein Wasserstoff-Atom aufzunehmen. Diese Kohlenstoff-Atome sind also nicht mehr doppelt mit Wasserstoff-Atomen besetzt, sondern nur mehr einfach. Die gesamte Fettsäure ist, um es mit einem anderen Wort zu sagen, mit Wasserstoff *ungesättigt*.

Ich hoffe, dies ist nachvollziehbar geworden, denn das ist der Dreh- und Angelpunkt des Sättigungsgrades einer Fettsäure. Und das Ausmaß des Sättigungsgrades ist ein bedeutsamer Faktor, der die Wirkung der Fettsäure im Körper definiert. Nicht zuletzt erklärt sich dadurch übrigens auch, warum bestimmte Fettarten bei Zimmertemperatur flüssig und andere fest sind. Die Rechnung lautet: Je mehr ungesättigte Fettsäuren enthalten sind, desto flüssiger. Wir sprechen dann in der Regel auch nicht mehr von einem Fett, sondern von einem Öl. Butter oder Kokosfett wiederum mit ihrer hohen Menge an gesättigten Fettsäuren sind – außer im Hochsommer, wenn die Temperatur im Haus auf über 25 Grad steigt – in der Regel fest und streichfähig. Hier gibt es sodann auch keine begriffliche Veränderung, wir sprechen von Fett.

Um eine längere Geschichte aber wie versprochen möglichst überschaubar zu halten, wenden wir uns den wesentlichen Fragen zu:

1. Welche Öle bzw. Fette kannst Du im Sinne Deiner Zellfunktionalität mit gutem Gewissen **in großen Mengen** zu Dir nehmen?

   - **Omega-3-reiche Öle** (Leinöl, Chiasamenöl, Walnussöl, Hanföl, Avocadoöl)
   - **Kokosöl**[59]
   - **Olivenöl**[60]

2. Welche Öle bzw. Fette kannst Du in moderater Menge und abhängig von Deiner grundsätzlichen Ernährungsweise – Allesesser, Vegetarier, Veganer etc. – bedenkenlos verzehren?

   - **Gesättigtes Fett** (das vor allem in tierischen Lebensmitteln enthalten ist, aber auch in pflanzlicher Nahrung vorkommt)

3. Und welche Öle bzw. Fette solltest Du Deinen Zellen **ersparen** bzw. sie zumindest **auf ein absolutes Minimum reduzieren**?

   - **Omega-6-reiche Öle** (Sonnenblumenöl, Distelöl, Kürbiskernöl, Sesamöl, Maiskeimöl)
   - **trans-Fettsäuren** (vor allem in industriell gefertigten Produkten)

Abrundend noch ein Wort zur Empfindlichkeit von Ölen: Je ungesättigter eine Fettsäure, desto licht- und hitzeempfindlicher ist sie. Mehrfach ungesättigte Öle wie Leinöl sind daher zum Braten denkbar ungeeignet und sollten nur in kalter Form – etwa für das Salatdressing – Anwendung finden. Außerdem müssen sie lichtgeschützt und kühl – also im Kühlschrank – gelagert werden. Einfach ungesättigte Öle wie das Olivenöl dürfen nur bis zu einem gewissen Punkt erwärmt werden, sonst beginnt ihre chemische Struktur zu brechen, was unsere Zellen – um in der Sprache der Kulinarik zu bleiben – ganz und gar nicht goutieren. Die Rede ist hier vom sogenannten Rauchpunkt. Beim Olivenöl etwa liegt dieser bei maximal 170-180 Grad, im Fall von Butter bei ca. 175 Grad. Ich selbst verwende zum Braten ausschließlich Kokosöl. Durch den hohen Anteil an gesättigten Fettsäuren ist es problemlos auf bis zu 200 Grad erhitzbar. Manchmal ist sogar von 230 Grad die Rede, ich würde es aber nicht übertreiben und Nahrung grundsätzlich möglichst schonend und moderat erhitzen, um ein Maximum der Nährstoffe zu erhalten.

Kohlenhydrate

Die Kernaussage zu den Kohlenhydraten lautet: Es gibt essentielle Aminosäuren (aus denen in verbundener Form Protein entsteht) und es gibt essentielle Fettsäuren (aus denen in verbundener Form Fett bzw. Öl entsteht), es gibt jedoch keine essentiellen Kohlenhydrate. Das heißt, dass wir nicht unbedingt Zucker zu uns nehmen müssen, weil die Zellen ihn im erforderlichen Ausmaß selbst produzieren können. An dieser Stelle könnte das Kapitel über Kohlenhydrate auch schon wieder beendet sein, aber ich glaube, dass einige weitere Worte der Erläuterung dienlich sind.

Zuerst die möglicherweise in Deinem Kopf auftauchende Frage: Was heißt das, die Zellen können selbst Zucker produzieren? Es ist tatsächlich so. Es gibt in unserem Körper – genauer gesagt in der Leber – einen Prozess, der den Namen *Gluconeogenese* trägt. So wie alles in unserem Organismus besteht auch die Leber einfach nur aus Zellen, den Leberzellen. Und diese haben u.a. die Fähigkeit, aus dem Glycerin aus Fett und den Aminosäuren aus Protein Zucker – also Glucose – herstellen zu können.[61] Diese Glucose, die vielen von uns besser unter dem Begriff „Traubenzucker“ bekannt ist, wird sodann in den Blutstrom entlassen und über diesen an die Zellen verteilt, um als Energiequelle für die Produktion von ATP zu dienen.

Wenn wir die tägliche Zufuhr von Kohlenhydraten bzw. Zucker (was letztlich dasselbe ist) stark senken, dann reagiert unser Körper sofort und stellt innerhalb von kurzer Zeit seinen Stoffwechsel um. Wiederum in der Leber werden sodann aus dem vorhandenen Fett, das neben Protein nun die Hauptquelle für Elektronen 1. Art ausmacht, sogenannte Ketonkörper produziert. Manchmal werden sie auch einfach Ketone genannt, gemeint ist allerdings dasselbe. Daraus leitet sich das Prinzip der ketogenen Ernährung ab, kurz *Keto* genannt. Die ketogene Diät, die fast ohne Zucker auskommt, ist eine Ernährungsform, die zweifellos ein überdurchschnittliches Maß an Disziplin und Konsequenz verlangt. Das ist nicht verwunderlich, da die meisten von uns von Kindesbeinen an hohen Zuckerkonsum gewohnt sind und der Verzicht auf dieses Molekül durchaus Entzugserscheinen mit sich bringt. Jeder ehemalige Raucher, Trinker oder Junkie weiß, wie hart und unangenehm das plötzliche Fehlen einer süchtig machenden Substanz sein kann – das ist beim Zucker nicht viel anders, auch wenn er gesellschaftlich weniger geächtet ist als Nikotin, Alkohol oder Heroin.

Wir dürfen uns vor Augen halten, dass in jenen Zeiten, als wir noch Jäger und Sammler waren, Zucker nur in kleiner Dosierung auf der täglichen Speisekarte stand. Und wenn, dann handelte es sich in erster Linie um den Fruchtzucker von Obst (die sogenannte Fructose). Dieser ist zwar so wie die Glucose auch eine Zuckerart, aber gleichzeitig auf natürliche Weise eingebettet in den mit Früchten verbundenen Reichtum an Vitaminen, Mineralstoffen, Faserstoffen und sekundären Pflanzenstoffen. Somit waren Kohlenhydrate über weite Strecken der menschlichen Zivilisation nicht der vorrangige Makronährstoff. Geändert hat sich dies erst vor wenigen tausend Jahren (nicht mehr als ein Wimpernschlag in der Evolutionsgeschichte), als die Jäger und Sammler sesshaft wurden und fortan Ackerbau und Viehzucht betrieben. Vormals wilde Tiere wurden domestiziert und Getreidegräser wurden kultiviert – es entstanden nicht nur die ersten Nutz- und Haustiere, sondern auch die Vorläufergattungen zu den heute weit verbreiteten und aus unserem Speiseplan nicht mehr wegzudenkenden Getreidesorten wie Weizen, Dinkel, Hafer und Roggen.

Erst auf diese Weise, durch Ackerbau und Viehzucht, war es dem *Homo sapiens* möglich, sich über den gesamten Globus auszubreiten und derart zu vermehren. Endlich hatte sich eine gewisse Ernährungssicherheit etabliert, die in Zeiten des Jagens und Sammelns schlicht und ergreifend nicht möglich gewesen war. Zuvor hatten die umherziehenden Stämme, Sippen und Clans nahrungstechnisch jeden Tag mehr oder weniger bei null begonnen, nun hatten sie durch Nutztiere und Getreide über fast das ganze Jahr hinweg (der Winter der Nordhalbkugel blieb eine Herausforderung) genug zu essen. Hochkulturen wie jene der alten Ägypter, das persische Großreich oder das römische Imperium wären ohne Getreide als Lebensgrundlage völlig unmöglich gewesen. Weizen und Co. dienten somit als Katalysatoren der menschlich-zivilisatorischen Entwicklung.

Die Crux liegt hier darin begraben, dass sich unsere Lebensbedingungen in den vergangenen zweihundert Jahren durch die industrielle bzw. digitale

Revolution mehr denn je zuvor in der uns bekannten Historie verändert haben. Wir bewegen uns viel weniger und arbeiten körperlich bei weitem nicht mehr so hart, da Traktoren, Autos, LKWs, Computer und Handys einen Großteil der anstrengenden Aufgaben übernommen haben. Stattdessen verbringen nicht wenige von uns sehr viel Zeit nahezu regungslos vor Bildschirmen. Wenig verwunderlich ist daher, dass jeder zweite Mensch der westlich-industriellen Welt unter Bewegungsmangel leidet. Evolutionär ist unser Organismus zurückgehend auf die Epoche als Jäger und Sammler allerdings darauf ausgerichtet, Tag für Tag zwischen 25-40 Kilometer zu Fuß zurückzulegen, also nahezu einen Marathon. Wem gelingt das noch im 21. Jahrhundert?[62]

Gleichzeitig beruht der Hauptanteil unserer heutigen Ernährung auf dem täglichen Brot, das mit einem enorm hohen Zuckeranteil aufwartet, den zu verbrennen uns durch die Bewegungsarmut nicht mehr gelingt. Ein Getreidekorn – und somit das daraus gewonnene Mehl – besteht je nach Sorte aus 60-75 Prozent Kohlenhydraten. Du kannst das auf der Nährwerttabelle nachlesen, wenn Du nächstes Mal im Supermarkt ein Kilo Weizenmehl oder Reis kaufst. Um hier kein Missverständnis aufkommen zu lassen: Jeder gesunde Mensch kann und darf Getreide bzw. Getreideprodukte zu sich nehmen, doch worauf ich hinaus möchte, ist folgende uralte Maxime: Die Dosis macht das Gift. Viele Getreideprodukte bedeuten viel Stärke. Stärke ist – auch wenn sie nicht süß schmecken und der Name nicht darauf hindeuten mag – nichts anderes als ein Netzwerk von Zucker (Glucose). Wenn wir viel Stärke essen, essen wir also viel Zucker, den der Körper in irgendeiner Weise verarbeiten muss. Verbrennen kann er ihn oft nicht zur Gänze, da wir uns dafür in der Regel zu wenig bewegen, stattdessen muss er ihn umwandeln und in Form von Fett einspeichern. Dieses Speicherfett, das auf Zucker und nicht auf Nahrungsfett beruht, ist gesellschaftlich auch klar ersichtlich. Niemals gab es so viele adipöse Menschen wie heutzutage und nirgendwo so viele übergewichtige Kinder und Jugendliche wie in der westlich-industriellen Welt.

Zur Stärke gesellt sich sodann noch der raffinierte Industriezucker, der in Mehlspeisen, Süßigkeiten und fast allen Fertigprodukten enthalten ist. Somit wird uns gewissermaßen eine doppelte Zuckerdosis zuteil. Zucker im Übermaß genossen ruft jedoch viele Probleme im Körper hervor, welche die Funktionalität der Zellen im Laufe der Zeit drastisch einschränken. Beispielhaft kann ich hierfür folgende Liste (ohne Anspruch auf Vollständigkeit) anbieten[63]:

- Übersäuerung
- Durchblutungsstörungen
- Entzündungen
- Krämpfe im Magen-Darm-Trakt
- Sodbrennen und Gastritis
- Zahn- und Zahnfleischerkrankungen
- Blähungen
- Fettleber
- Konzentrationsstörungen

  und vieles mehr...

Nicht zuletzt ist Zucker jener Makronährstoff, der den oxidativen Zellstress – also das Aufkommen von freien Radikalen – in unserem Organismus am stärksten anheizt. Dies hat mit seiner molekularen Struktur zu tun. Wenn wir einen Blick auf ein Glucose-Molekül werfen, so sehen wir, dass es sechs Sauerstoff-Atome beinhaltet, die durch den Buchstaben O (für Oxygenium) ausgedrückt werden:

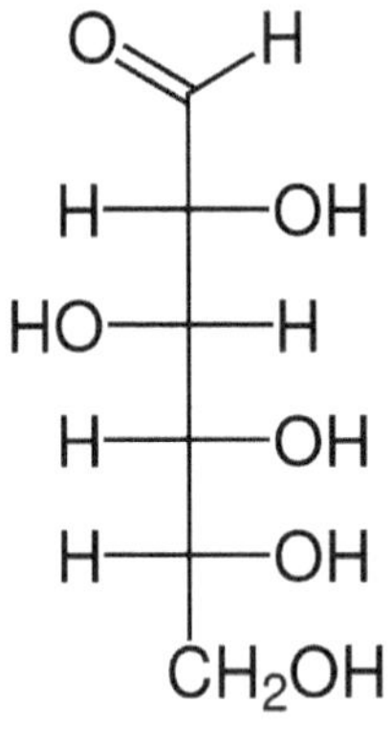

Auch wenn es überraschend klingen mag: Sauerstoff ist ein zweischneidiges Schwert. Wir brauchen ihn zwingend zum Leben. Sind wir nur ein paar Minuten von ihm abgeschnitten, wird die Sache eng. Gleichzeitig entstehen die meisten freien Radikale aus Sauerstoff. Das gefährlichste Radikal ist ein Sauerstoffradikal, es heißt Superoxid. Beim Atmen müssen wir uns keine Gedanken machen, hier arbeiten die Selbstregulierungsmechanismen unseres Körpers einwandfrei (lediglich im Zuge einer künstlich-maschinellen Sauerstoffzufuhr könnten bei unsachgemäßer Überdosierung Probleme entstehen). Allerdings führen wir Sauerstoff auch durch unsere Ernährung zu. Wenn wir Zucker in jedweder Form essen, nehmen wir gleichzeitig viele Sauerstoffatome auf. Und hier existieren keine ausreichenden Selbstregulierungsmechanismen des Körpers, hier gibt es in erster Linie die Macht der Gewohnheit und der Werbung sowie den liebgewonnenen Geschmack, der viele Menschen zu einem hohen Zuckerkonsum verleitet. Zucker bzw. Kohlenhydrate werden dann direkt über den Natrium-Glycose-Transporter der Darmschleimhautzellen aufgenommen – und das nahezu ohne Beschränkung. Bis zu 3 Kilogramm pro Tag sind hier möglich. Selbst wenn wir dieses überbordende Kontingent nicht ausschöpfen, so wird ersichtlich, dass wir auf diesem Wege exorbitante Mengen von Sauerstoff aufnehmen können, was Oxidationsprozesse in unserem Körper befeuert. Mit meiner Sichtweise, dass wir die Kohlenhydrate auf unserer täglichen Speisekarte bedeutend einschränken sollten, bin ich übrigens in guter Gesellschaft. Lassen wir noch ein paar andere Stimmen zu Wort kommen.

Julia Ross betrachtet Zucker und Stärke als suchterzeugende „Schlechte-Laune-Nahrung“ und schreibt: „Die zwei Hauptursachen für zu viel Stress, Übermüdung, Aufmerksamkeitsdefizit, Depressionen, Hyperaktivität und Gewalt? Ich nenne sie die ‚grausamen Zwei‘: erstens raffiniertes Granulat, Pulver und Sirupe, die wir Zucker nennen, und zweitens die raffinierten, weißen, mehligen, teigigen Stärken. Da diese Lebensmittel so oft zusammen vorkommen und beinahe eine identische Wirkung haben, belegen sie gemeinsam den ersten Platz in der Schlechte-Laune-Kategorie.“[64]

Klaus Wührer sieht große Mengen von Kohlenhydraten nicht als Teil einer artgerechten Ernährung für die Spezies Mensch: „Zu viel Zucker – also auch Stärke – stellt eine sehr große Stressbelastung für den gesamten Organismus dar. Die Frage – die sich bei den Zuckermengen von Stärke-Nahrungsmitteln stellt – ist nicht, ob Stärke und Vollkorn gesund sind, sondern nur, ob und wie lange Ihr Organismus dieser enormen Belastung standhält.“[65]

Miriam Kalamian stellt die gängige Sichtweise der sogenannten „ausgewogenen Ernährung" in Frage: „Und um noch mehr Komplikationen heraufzubeschwören, rät uns bekanntlich das Ernährungsparadigma der Schulmedizin (das uns mit unseren gegenwärtigen Ernährungsrichtlinien eingedrillt wurde) nachdrücklich, zwei Drittel unserer Nahrungskalorien in Form von kohlenhydrathaltigen Lebensmitteln zu uns zu nehmen: ‚gesunde Vollkornprodukte', Obst, stärkehaltige Gemüsesorten, Hülsenfrüchte und Milchprodukte. Es wurde uns sogar versichert, dass Zuckerzusätze, zum Beispiel in gesüßtem Fruchtjoghurt und Süßspeisen ‚in Maßen genossen' immer noch gesund sind. Letzten Endes haben diese falschen Richtlinien Ihnen und allen anderen grünes Licht für eine Ernährungsweise gegeben, die unser Land[66] in die Gesundheitskrise geführt hat, die uns heute in vielerlei Hinsicht zu ruinieren droht."[67]

Um diesen süßen (oder doch sauren?) Reigen abzuschließen, wollen wir noch den mit dem Titel „Kokosöl-Papst" geadelten Bruce Fife zu Wort kommen lassen. Er gibt bereits durch die Wahl seines Buchtitels „Fett heilt, Zucker tötet" ein an Klarheit nichts zu wünschen übrig lassendes Statement ab und zieht diese Deutlichkeit auch gleich einem roten Faden durch das Buchinnere: „Die weltweite Verbreitung von Junkfood mit enormem Zuckergehalt hat mehr Todesfälle und Fälle von Invalidität verursacht als irgendeine Seuche oder irgendein Krieg in der menschlichen Geschichte. Zucker kann wahrhaftig als Massenvernichtungswaffe gelten. Die gesundheitliche Bedrohung durch übermäßigen Zuckerkonsum ist ganz real und bereits geringe Mengen von Zucker haben beträchtliche Auswirkungen auf unsere Gesundheit. Um es drastisch zu formulieren: Zucker tötet – zwar langsam, aber er tötet. Er tötet, indem er Alterung und Verfall beschleunigt und so die chronischen Krankheiten verursacht, die zu Invalidität und Tod führen."[68]

Raffinierter weißer Zucker, Sirupe wie High-Fructose-Corn-Syrup (HFCS), also Maissirup mit viel Fruchtzucker, und andere stark verarbeitete Zuckerarten werden in großen Fabriken mit sehr effizienten Verfahren hergestellt. Durch Massenproduktion und staatliche Unterstützung, zum Beispiel für Mais in manchen Ländern, werden die Herstellungskosten extrem niedrig gehalten. So entstehen Grundstoffe, die ständig und in großen Mengen verfügbar sind und dadurch als günstige Basis für viele Lebensmittel dienen. In der Praxis wurden in der Lebensmittelindustrie über 250 unterschiedliche Bezeichnungen für zugesetzten Zucker identifiziert, die auf der Zutatenliste auftauchen können. So eine Vielfalt erschwert die eindeutige Identifikation von Zucker durch Verbraucher und unterstreicht die Notwendigkeit einer kritischen Auseinandersetzung mit Lebensmitteletiketten.

Niedrige Einkaufspreise für Zucker haben unmittelbare Anreize für Hersteller von verarbeiteten Lebensmitteln: Zucker erhöht Geschmack, Textur und Haltbarkeit bei minimalen Kosten. Unternehmen optimieren Rezepte deshalb häufig zugunsten eines höheren Zuckeranteils, weil das betriebswirtschaftlich Sinn ergibt. Günstige Preise erhöhen außerdem die Nachfrage: Konsumenten wählen häufiger preiswerte, süßere Produkte und die Nachfrage verstärkt wiederum das Angebot.

Wertschöpfungsketten passen sich langfristig an billige Inputs an. Maschinen, Verpackungen, Logistik und Vertriebsmodelle werden auf Grundlage der Rohstoffkosten optimiert. Einmal etablierte Produktionsweisen erzeugen Pfadabhängigkeiten: Wechsel zu teureren oder weniger verarbeiteten Alternativen werden für Hersteller und Handel unattraktiv oder teuer.

In Ländern mit hoher Aufnahme von kohlenhydratreichen Grundnahrungsmitteln kann die zusätzliche Präsenz billig verarbeiteter Zucker die tägliche Zuckerlast weiter erhöhen. Günstige Teigwaren oder industriell hergestellte Backwaren sind Beispiel für Produkte, die durch Prozesskürzungen schneller hergestellt werden, dabei aber Ernährungsprofile erzeugen, die den Blutzuckerspiegel belasten.

Die wirtschaftliche Unkontrollierbarkeit billiger Zuckerarten ist kein naturgegebenes Schicksal, sondern das Ergebnis ökonomischer Anreize, institutioneller Rahmenbedingungen und technischer Produktionsmöglichkeiten.

Nach all diesen drastischen Szenarien noch ein versöhnliches Wort von mir: Kohlenhydrate sind per se nichts Schlechtes. Sie sind genauso legitim – gleichwohl für uns Menschen als Nahrungsquelle nicht genauso wichtig – wie die anderen beiden Makronährstoffe Protein und Fett. Ohne sie würde es unsere heutige Zivilisation nicht geben, ohne sie würde es keine Pflanzen geben, ohne sie würde es keine DNA und keine RNA geben.[69] Der springende Punkt ist der, dass wir im Interesse unserer Zellfunktionalität (Gesundheit) ein scharfes Auge auf deren Dosierung haben müssen[70]. Was ein Übermaß an Zuckerkonsum anrichten kann, sehen wir in der westlichen Welt seit 1945 und auch mehr und mehr in jenen Entwicklungs- und Schwellenländern, welche dem westlichen Lebensstil nacheifern.

Meine Empfehlung ist daher, sich dauerhaft einer sogenannten Low-Carb-Ernährung[71] zuzuwenden, also Mahlzeiten mit einem sehr überschaubaren Anteil an Kohlenhydraten. „Überschaubar" bedeutet, dass die tägliche Gesamtmenge sich bei maximal 100-120 Gramm (je nach Gesamtkalorienzufuhr, die ja bei jedem Menschen variiert) einpendeln sollte. Die Ernährung setzt sich hier zu 25 Prozent aus Kohlenhydraten, zu 25 Prozent aus Protein und zur Hälfte aus Fett zusammen. Einen Schritt weiter würde noch die erwähnte ketogene Diät reichen, hier liefern Fette 75 Prozent der Gesamtenergiezufuhr, 20 Prozent werden aus Protein und nur mehr 5 Prozent aus Kohlenhydraten bezogen. Einer durchschnittlichen Person, die 2.000 Kilokalorien pro Tag zu sich nimmt, sind damit maximal 50 Gramm Kohlenhydrate am Tag erlaubt. Während Low Carb auch langfristig ohne größere Schwierigkeiten und Einschränkungen möglich ist, stellt sich Keto meiner Erfahrung nach für viele Menschen als große Herausforderung dar. Dennoch ist es mehr als eine Überlegung wert, sich dieser Ernährungsform unter bestimmten Bedingungen[72] zumindest immer wieder für eine beschränkte Zeit ähnlich einer Fastenkur zu bedienen, um die Zellen auf Vordermann zu bringen und den Körper bei seinen Selbstheilungsprozessen zu unterstützen.

MIKRONÄHRSTOFFE

Somit lassen wir die Makronährstoffe hinter uns und wenden uns den nicht minder wichtigen Mikronährstoffen zu. Mikronährstoffe sind Substanzen, die wir Menschen zwingend aufnehmen müssen, um die Funktionalität und somit letztlich Lebensfähigkeit unseres Körpers aufrechtzuerhalten. Anders als die Makronährstoffe liefern sie aber keine Energie, sie stellen also keine Elektronen 1. Art für die ATP-Produktion zur Verfügung. Dafür nehmen sie andere unerlässliche Vorzüge, die dem physischen Leben dienlich sind, für sich in Anspruch. Zu den Mikronährstoffen zählen[73]:

- Vitamine
- Mineralstoffe (Mengen- und Spurenelemente)
- Proteinogene Aminosäuren
- Omega-Fettsäuren
- Sekundäre Pflanzenstoffe

Vorweg ein generelles Wort zu den vieldiskutierten Nahrungsergänzungsmitteln (NEM): Um meine Position hier sogleich zu deklarieren, ich verwende sie und empfehle sie – je nach Situation des Körpers in Maßen oder Massen (temporär). Manchmal treffe ich auf Menschen, die sich mit Händen und Füßen dagegen wehren, NEM zuzuführen, weil sie es für unnatürlich halten. Das Argument lautet, dass das, was wir essen, von der Natur doch so geschaffen sein müsse, dass es alles enthält, was der menschliche Organismus benötigt. Eine Annahme, der ich auch zu 100 Prozent zustimme – grundsätzlich. Als Salutogenetiker kann ich gar nicht anders, denn ansonsten würde ich meine Überzeugung, dass uns die Natur alles geschenkt hat, was wir für ein gesundes und erfülltes Leben benötigen, ad absurdum führen. Ich gebe allerdings eine Einschränkung zu bedenken: den Faktor Mensch. Wir Menschen haben ab dem 20. Jahrhundert unsere eigene Kost stark verändert und natürliche Nahrungsmittel mehr und mehr durch vitalstoffarme und manchmal sogar schädliche Fertigprodukte ersetzt. In Großbritannien liegt der Anteil an hochverarbeitetem Supermarkt-Essen bei 50 Prozent, in Deutschland bei 46 und in Österreich noch immer bei 35 Prozent. Als wäre dies nicht genug, beeinflussen wir die verbliebenen natürlichen Nahrungsmittel durch die Art unserer Landwirtschaft und Umweltgifte. Den Böden wird oft nicht mehr genug Zeit zur Erholung gegeben, was zu deren Auslaugung führt; Luftverschmutzung und Pestizide kontaminieren die Früchte bzw. die Erde generell (in Südtirol, der europäischen Hochburg des Apfelanbaus, sind Pestizide sogar auf den Berggipfeln noch messbar[74]); lange, zum Teil transozeanische Transportwege führen zu verfrühter Ernte; allgegenwärtige hochfrequente Strahlung durch Mobilfunk beeinflusst nicht nur die menschliche, sondern auch die pflanzliche Zelle negativ und sorgt beispielsweise für ein verringertes Gedeihen von Salat.[75] Dadurch haben viele unserer Obst- und Gemüsesorten nicht mehr annähernde jene Nährwerte wie noch vor einigen Jahrzehnten, geschweige denn vor der industriellen Revolution. Der durchschnittliche Apfel aus dem Jahr 2025 weist deutlich geringere Vitamin- und Mineralstoffwerte auf als sein Ururahn aus dem Jahr 1985.

Mein diesbezügliches Fazit ist daher: NEM können niemals eine bewusste und vollwertige Ernährung ersetzen, aber sie können im 21. Jahrhundert – gezielt und für eine bestimmte Zeit eingesetzt – unglaublich hilfreich sein, um in einem angeschlagenen Organismus die Selbstheilungskräfte anzukurbeln und diesem somit wesentlich schneller und effektiver wieder auf die Beine zu helfen. Und Zeit ist für manche Menschen, die mit einer schwerwiegenden Diagnose konfrontiert sind, ein kritischer Faktor , diesen Umstand müssen wir in einer solchen Betrachtung ebenfalls berücksichtigen..

Vitamine

Jeder von uns weiß, was Vitamine sind. Sofort erscheint das Bild von Obst und Gemüse vor unserem inneren Auge. Die formale Definition wiederum lautet, dass Vitamine organische (also kohlenstoffhaltige) Verbindungen darstellen, die für lebenswichtige Körperfunktionen unerlässlich sind. Sie können von unseren Zellen nicht oder nur in unzureichenden Mengen selbst hergestellt werden und müssen daher über die Nahrung aufgenommen werden. Der zweite Teil des Namens ist etwas irreführend, da im Zuge ihrer Entdeckung angenommen wurde, dass Vitamine Aminosäuren enthielten. Dem ist zwar nicht so, dafür ist die erste Worthälfte umso passender, denn „vita" aus dem Lateinischen bedeutet nichts anderes als „Leben" – und für dieses sind Vitamine in der Tat unverzichtbar. Die folgende Abbildung zeigt uns einen der populärsten Vertreter dieser Riege, das Vitamin C:

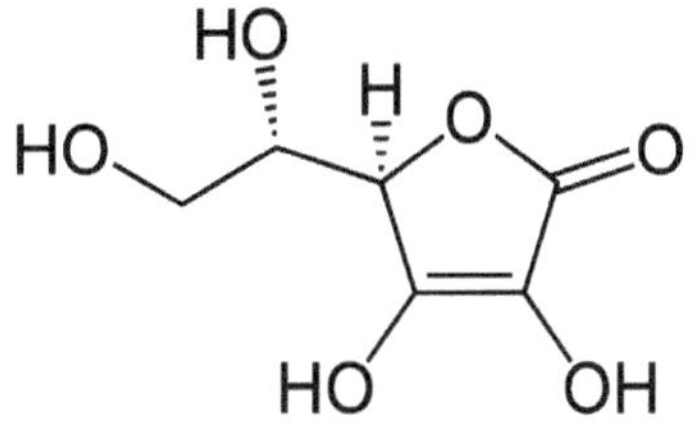

Auch hier gilt gemäß der Kosmologie der Ernährung (siehe Kapitel 4): Im Prinzip sind es „nur“ Kohlenstoff-, Wasserstoff- und Sauerstoffatome, die in einer unverwechselbaren Weise miteinander verknüpft sind und auf diese Weise spezifische Wirkungen für die menschliche Zelle hervorrufen. Im Fall von Vitamin C bedeutet dies, dass es neben seiner Beteiligung an zahlreichen Stoffwechselprozessen zum Aufbau von Bindegewebe, Knochen und Zähnen benötigt wird.[76] Es ist ein natürliches Antioxidantium und verbessert im Verdauungsprozess die Verwertung von Eisen aus pflanzlichen Lebensmitteln.

Zwischen 1913 und 1941 wurden alle uns heute bekannten 13 Vitamine entdeckt: *Vitamin A, Vitamin D, Vitamin* B_2, *Vitamin E, Vitamin* B_{12}, *Vitamin* B_1, *Vitamin K, Vitamin* B_5, *Vitamin* B_7, *Vitamin C, Vitamin* B_6, *Vitamin* B_3 *und Vitamin* B_9. An dieser Stelle eine Erläuterung zur Namensgebung, weil ab und zu die Frage auftaucht, weshalb es zwischen Vitamin E und K diesen großen alphabetischen Sprung gibt: In der Frühzeit der Vitaminforschung wurden elf Vitamine von A bis K durchbuchstabiert. Im Laufe der Zeit strich man dann einige Stoffe wieder, die hinsichtlich ihrer chemischen Struktur doch nicht den Vitaminen zuzuordnen waren. Daher klafft nun die bekannte Lücke zwischen Vitamin E und K. Bei den acht B-Vitaminen wiederum ist es so, dass sie anfänglich für einen einzigen Komplex gehalten wurden. Später stellte sich heraus, dass es sich um mehrere Substanzen mit jeweils unterschiedlichen biologischen Wirkungen handelte. Um das bereits etablierte B im Namen beizubehalten, erhielten diese Substanzen die Nummern 1-12, von denen B_4, B_8, B_{10} und B_{11} später wieder annulliert wurden, da sie in ihrem Vitamincharakter nicht bestätigt werden konnten. Viele Aspekte der Namensgebung sind also dem Prinzip „Versuch und Irrtum“ geschuldet und folgen vielmehr einer historisch gewachsenen Struktur als einer chemischen bzw. zellphysiologischen Logik.

Vitamin D zählt wie auch A, E und K zu den fettlöslichen Vitaminen[77], die B-Gruppe und C wiederum sind wasserlöslich. Der Unterschied besteht ganz einfach darin, dass die fettlöslichen Vitamine gespeichert werden können, nämlich in der Leber und im Fettgewebe. Dadurch ist es nicht notwendig, sie täglich zuzuführen. Bei den wasserlöslichen Vitaminen auf der anderen Seite ist es so, dass sie nicht gespeichert und etwaige überschüssige Mengen über den Urin ausgeschieden werden. Da eine Regel ohne Ausnahme langweilig wäre, nimmt das Vitamin B_{12} eine Sonderrolle ein: Es ist zwar wasserlöslich, kann aber trotzdem in der Leber für mehrere Jahre gespeichert werden. Veganer sollten nach spätestens 2-3 Jahren des Veganismus ihren B_{12}-Status überprüfen lassen und durch NEM (Methylcobalamin) dafür Sorge tragen, dass sich der Wert dauerhaft im grünen Bereich einpendelt. Der Hintergrund ist, dass Vitamin B_{12} in pflanzlichen Lebensmitteln kaum vorkommt und ein Mangel sich als Anämie bzw. Blutarmut (Blässe, Müdigkeit, Herzrasen) oder in Form von neurologischen Störungen (Kribbeln in Armen und Beinen, Schwindel, Depressionen, Vergesslichkeit, Antriebslosigkeit) äußern kann.

Davon abgesehen sind Vitaminmängel in der westlichen Welt relativ selten, wenngleich aufgrund der Situation der Nährwertreduktion der letzten Jahrzehnte nicht gänzlich unmöglich. Gemüse und Obst sollten jedenfalls den Königsanteil der täglichen Kost ausmachen und das großzügige Fundament der persönlichen Ernährungspyramide darstellen. Schwangere wiederum mögen noch ausdrücklich auf Ihren B_9-Status (Folsäure) achten, da dieser eine entscheidende Rolle bei der Entwicklung des Embryos spielt, insbesondere bei der Zellteilung und der Bildung des Nervensystems. Dies ist jedoch ein wohlbekannter Aspekt und wird daher bei den entsprechenden Kontrolluntersuchungen bzw. der Gabe von Schwangerschaftsvitaminen durchaus berücksichtigt.

Sonderfall Vitamin D

Ein Vitamin müssen wir all dem vorher Gesagten zum Trotz näher in Augenschein nehmen, nämlich das Vitamin D. Zum einen, weil es sich eigentlich um kein Vitamin, sondern ein Hormon handelt, was eine völlig andere Betrachtungsweise mit sich bringt. Zum zweiten, weil die natürliche

Versorgung mit Vitamin D je nach Land, in dem man lebt, jahreszeitlichen Begrenzungen unterliegt. Daher können hier für einen Deutschen, Schweizer oder Österreicher (geschweige denn Norweger, Schweden oder Finnen) nicht dieselben Regeln gelten wie für einen Zyprer, Südspanier oder Sizilianer. Und zum dritten, weil es in der Nahrung kaum vorhanden ist. Als moderate Quellen dienen – ähnlich wie bei den noch folgenden Omega-3-Fettsäuren EPA und DHA – fette Fische (Hering, Makrele, Lachs), zudem Lebertran (Fischöl) und Eigelb. In pflanzlichen Lebensmitteln kommt Vitamin D nur in äußerst geringen Mengen vor. Aufgrund dieser Spezifika und seiner gleichzeitig kaum zu überschätzenden Bedeutung für die tadellose Funktionalität und das Wohlergehen unserer Zellen, erfordert Vitamin D eine genauere Betrachtung.

Meines Erachtens sollte Vitamin D konsequenter- und logischerweise aus der Liste der 13 Vitamine genommen werden. Seine gegenwärtige Kategorisierung führt zu vielen Missverständnissen und vermittelt unterschwellig, dass es – so wie die anderen zwölf Vitamine – in ausreichender Menge durch die vielzitierte „ausgewogene" Ernährung zugeführt werden kann. Das ist eine Fehlannahme, stattdessen kommt hier ein anderer Faktor zum Tragen, den wir uns zunutze machen können und der uns darauf hinzuweisen scheint, dass wir Menschen eben auch Lichtwesen sind. Nicht nur die Pflanzen um uns herum benötigen die Strahlen der Sonne zum Wachsen und Gedeihen, auch wir können es uns nicht leisten, dauerhaft auf sie zu verzichten. Hintergrund ist, dass unsere Zellen durch Sonneneinstrahlung unter bestimmten Bedingungen selbst Vitamin D erzeugen können. Die Nahrungszufuhr rückt dadurch zumindest auf den ersten Blick an die zweite Stelle. Bei genauerem Hinsehen bleibt sie allerdings in Form von Nahrungsergänzung höchst relevant und der Hintergrund dafür ist folgender: In Mitteleuropa – somit auch im DACH-Raum (Deutschland, Österreich, Schweiz) – ist die natürliche Vitamin-D-Bildung nur zwischen Anfang Mai und Ende September möglich. In diesem Zeitraum steht die Sonne hoch genug, um den körpereigenen Produktionsprozess zu initiieren, es gibt aber Einschränkungen, die beachtet werden müssen.

Da wir eine Wellenlänge des Lichts von 290-315 Nanometer (UVB-Bereich) benötigen, ist nur die Mittagssonne zwischen 11 und 14 Uhr geeignet. Davor und danach ist die Bildung kaum bis gar nicht möglich. Der tägliche

Abstecher zum Badesee im Hochsommer gleich nach Feierabend ab 17 Uhr trägt also leider nichts mehr zum Aufpolieren des Vitamin-D-Haushaltes bei. Wenn wir das Privileg genießen, die Mittagssonne in Anspruch nehmen zu können, so sollte das möglichst nackt und ohne Sonnenschutzmittel zelebriert werden. Bereits Sonnencreme ab einem Lichtschutzfaktor (LFS) von 8 – der heutzutage zugunsten von 30, 40 oder 50 kaum noch verwendet wird – verunmöglicht die natürliche Bildung zur Gänze. Je mehr bloße Haut wir den von unserem astronomischen Zentralgestirn kommenden Photonen (Lichtteilchen) also anzubieten haben, desto mehr Vitamin D wird hergestellt. Selbstverständlich sollten wir es nicht auf einen Sonnenbrand ankommen lassen und den eigenen Hauttyp und somit die Empfindlichkeit gegenüber direkter Sonnenexposition berücksichtigen. Die gute Nachricht ist allerdings, dass bei einmaligem Wenden bereits überschaubare 10-20 Minuten reichen, um Tag für Tag stolze 10.000-20.000 IE (Internationale Einheiten) zu produzieren. Von diesem Wert leite ich selbst übrigens meine persönliche Tagesdosis in der Anwendung von Vitamin D als NEM in den dunkleren Monaten von Anfang Oktober bis Ende April ab.

Gelangen nun die hochsommerlichen Mittagssonnenstrahlen entgegen aller zivilisatorischen Wahrscheinlichkeit doch auf unsere Haut, beginnt eine faszinierende Wirkungskaskade in unserem Körper, die es wert ist, näher beleuchtet zu werden: In unserer Epidermis, der obersten Hautschicht, wird eine Substanz namens 7-Dehydrocholesterin (die unmittelbare Vorstufe von Cholesterin, dieser Umstand wird in Kürze noch für eine ergänzende Erläuterung wichtig werden) wachgeküsst und über einen Zwischenschritt in Cholecalciferol umgewandelt. Dieses Cholecalciferol wiederum ist ein sogenanntes Prohormon – die noch nicht aktive Vorstufe eines Hormons – und wird im Körper zuerst zu Calcidiol und letztlich zum aktiven Hormon und Endprodukt Calcitriol weiterverarbeitet. Es ist übrigens auch das Cholecalciferol, das wir als Nahrungsergänzung zuführen, wenn wir uns ausgewählter Vitamin-D-Tropfen oder -kapseln bedienen.

Das Calcidiol wiederum ist die Speicherform von Vitamin D. Es wird in der Leber durch entsprechende Enzyme, die natürlich aus Aminosäuren bestehen, hergestellt und ist im Blut messbar. Denk daran, wenn Du das nächste Mal Deinen Vitamin-D-Status bestimmen lässt: Es ist in aller Regel das Calcidiol, das hier überprüft wird. Normalerweise wird dieser Wert in ng/ml (Nanogramm pro Milliliter) angegeben, in seltenen Fällen auch in nm/ml (Nanomol pro Milliliter). Falls letzteres der Fall sein sollte, musst Du den Nanomol-Wert durch 2,5 dividieren, um auf Nanogramm zu kommen. Ein Beispiel, um es anschaulicher zu machen: Du hast auf Deinem aktuellen Blutbild einen Vitamin-D-Wert in Höhe von 70 und frohlockst, weil Du der Meinung bist, das sei optimal. Bei genauerem Hinsehen wirst Du gewahr, dass es sich um Nanomol handelt. Du teilst also 70 durch 2,5 und landest bei nur mehr 28 Nanogramm. Das ist sogar gemäß den konventionellen Referenzwerten, die meistens[78] einen Rahmen von 30-70 Nanogramm vorgeben, zu wenig.

Grundsätzlich empfehle ich, die Standardwerte im Rahmen einer Vitamin-D-Messung mit kritischem Reflexionsvermögen und Eigenverantwortung zu betrachten. Mit dieser Meinung stehe ich nicht alleine auf weiter Flur: „Die labormedizinischen Normbereiche sollten ebenso kritisch hinterfragt werden. Gerade beim 25-OH-Vitamin D[79] kann in den letzten Jahren beobachtet werden, dass die Obergrenze laufend nach unten korrigiert wird. Lag der obere Normbereich im Jahr 2020 zum Teil noch bei 120 ng/ml, sind im Jahr 2024 bereits Befunde im Umlauf, welche eine Obergrenze von max. 60 ng/ml angeben. Nun gilt es zu hinterfragen, wieso dieser Wert in diesem Ausmaß nach unten korrigiert wurde, wenn allein die Anzahl an Studien zur krebshemmenden Wirkung von Vitamin D laufend wächst.“[80]
Hier nochmals die einzelnen Schritte der körpereigenen Vitamin-D-Produktion als Übersicht:

Sonnenlicht (290-315 Nanometer)
↓
7-Dehydrocholesterin (in der Epidermis)
↓
Zwischenschritt in der Verarbeitung[81]
↓
Cholecalciferol (Vitamin-D-Prohormon)
↓
Calcidiol (im Blut messbarer Speicherwert)
↓
Calcitriol (aktives Vitamin-D-Hormon)

Und was ist nun das Besondere an diesem Calcitriol? Ganz einfach: Es ist ein Genregulator. Es schaltet bestimmte Gene ein und andere aus. Falls Du das Kapitel 4.4 über Methylgruppen als Lichtschalter unserer DNA bereits gelesen hast, kannst Du ermessen, welche Bedeutung dieser Tatsache zukommt. Physisches Leben ist ja nichts anderes als die ständige Produktion von körpereigenen Proteinen in den Ribosomen unserer Zellen. Je nachdem, in welche Richtung wir diesen Proteinbiosynthese genannten Prozess im Rahmen unserer – nicht geringen – Möglichkeiten bewusst und gezielt beeinflussen, entwickeln sich unsere Zellen in eine mehr oder weniger vorteilhafte Richtung. Wir können sie zu einer erhöhten oder erniedrigten Zellfunktionalität und somit zu einer besseren oder schlechteren Gesundheit führen. Vitamin D ist ein wundervolles Beispiel dafür, wie unser Organismus mit den vier Elementen der Natur interagiert: Er braucht Wasser, er braucht Luft, er braucht die Erde und er braucht eben auch das Feuer in Form der Sonne.

Eine amerikanische Studie aus dem Jahr 2019[82] zeigt das unmissverständlich auf: Demnach hat Vitamin D die Fähigkeit, (mindestens) 1.289 Gene zu regulieren. Voraussetzung dafür ist allerdings eine gewisse Höhe des Spiegels. Dreißig gesunde Erwachsene wurden nach dem Zufallsprinzip ausgewählt und erhielten sechs Monate lang jeden Tag 600, 4.000 oder 10.000 IE Vitamin D. Das Ergebnis: In den beobachteten Zellen gab es je nach Dosis und erreichtem Vitamin-D-Spiegel (also Calcidiol) eine schwächere oder stärkere Veränderung der Genexpression. Die Probanden mit 600 IE täglich erreichten einen Blutwert von lediglich 24,3 ng/ml, dies ging Hand mit Hand mit 162 hoch- oder runterregulierten Genen. Die Probanden mit 4.000 IE täglich landeten immerhin bei 40,8 ng/ml, was mit 320 regulierten Genen einherging. Bei den Probanden mit 10.000 IE täglich wurden allerdings 78,6 ng/ml gemessen, was den Spitzenwert von 1.289 neu regulierten Genen bedeutete. Die Ergebnisse zeigen somit eindeutig auf, dass die Genexpression auf unterschiedliche Vitamin-D-Dosierungen völlig anders reagiert. Eine Vitamin-D-Supplementierung mit 10.000 IE pro Tag führte zu epigenetischen Veränderungen, die um ein Vielfaches höher und vorteilhafter waren als bei 4.000 IE oder 600 IE.

Mich persönlich würde noch interessieren, wie eine vierte Gruppe abgeschnitten hätte, der man beispielsweise 20.000 IE (in Verbindung mit

Vitamin K2) gegeben hätte. Welcher Spiegel wäre hier erreicht worden? Vielleicht 100 ng/ml oder sogar noch mehr? Und welche Auswirkungen hätte das auf die Genregulation gehabt? Wäre es den Zellen dadurch ermöglicht worden, sogar mehr als 2.000 Gene ein- und auszuschalten?

***

Als wäre das alles noch nicht genug zu diesem Supervitamin (das ja ein Hormon ist), habe ich abschließend noch eine wissenswerte Ergänzung anzubieten: Diese betrifft das vieldiskutierte Cholesterin[83]. Du erinnerst Dich, dass die in unserer obersten Hautschicht eingebettete Substanz 7-Dehydrocholesterin sowohl die Vorstufe von Cholesterin als auch von Vitamin D (in seiner Form als Prohormon Cholecalciferol) ist? Hier siehst Du diese drei Moleküle mit ihrer chemischen Strukturformel, um darzustellen, wie unglaublich ähnlich sie einander sind:

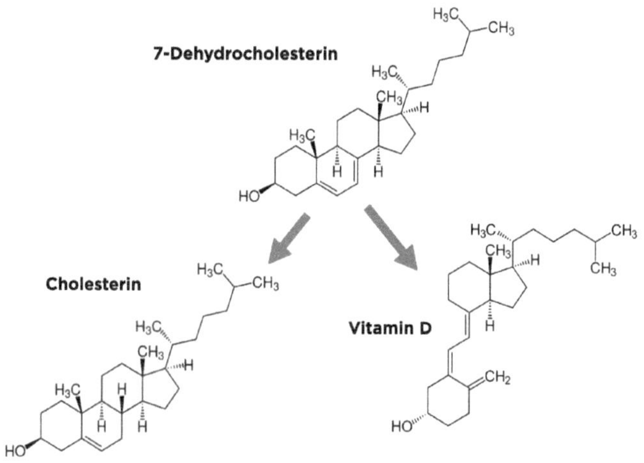

Die Unterschiede sind auf den ersten Blick nur Makulatur. Vor allem im Vergleich von 7-Dehydrocholesterin und Cholesterin ist es ein einziges Wasserstoff-Atom (H), das nach kürzerer (oder längerer?) Suche überhaupt erst ersichtlich macht, dass wir hier von zwei verschieden gearteten Molekülen sprechen. Bei Vitamin D (Prohormon Cholecalciferol) hingegen ist es deutlicher, da sich der sogenannte B-Ring (der zweite von links) geöffnet hat. Diese feinen Differenzen sind es, die für unsere Zellen andere Effekte hervorrufen. Es bestätigt sich immer wieder: Die Natur ist ein perfektes Baukastensystem, das sich stets derselben Bausteine (Atome) bedient, diese aber anders zusammensetzt und dadurch Tausende und Abertausende von Wirkungsweisen erschafft – je nachdem, was gerade benötigt wird.

Der wesentliche Punkt an der obenstehenden Graphik geht jedoch über diesen faszinierenden Aspekt hinaus. Die Cholesterinbiosynthese im menschlichen Körper ist ein komplexer mehrstufiger Prozess mit vielen Zwischenschritten. Am Anfang steht Acetyl-Coenzym A (Acetyl-CoA), ein zentrales Molekül im Stoffwechsel, das durch den Abbau der Makronährstoffe Kohlenhydrate, Fett und Protein entsteht. Es dient als unverzichtbarer Ausgangsstoff für viele Stoffwechselwege, auch für den sogenannten Mevalonatweg. Der Mevalonatweg wiederum führt uns direkt in die Cholesterinbiosynthese. Der vorletzte Schritt entlang des Entstehungsprozesses des lebenswichtigen Cholesterins ist das 7-Dehydrocholesterin.

Ich hoffe, es war bis hierher alles nachvollziehbar, denn es geht noch weiter: Menschen mit hohen Cholesterinwerten[84] erhalten seitens der konventionellen Medizin häufig Statine. Statine sind Arzneistoffe, die als Cholesterinsenker eingesetzt werden und zu den meistverkauften Medikamenten weltweit zählen.[85] So wie alle Pharmazeutika gehen sie leider mit Nebenwirkungen einher, wobei die Liste beachtlich lang ist, wenn man sich die Mühe macht, den Beipackzettel ausnahmsweise wirklich zu lesen:

Magen-Darm-Beschwerden (Übelkeit, Erbrechen, Durchfälle, Verstopfung, Blähungen, Bauchschmerzen, Aufstoßen), Appetitlosigkeit, Geschmacksstörungen, Entzündung der Bauchspeicheldrüse, Kopfschmerzen, Benommenheit, Schlaflosigkeit, Alpträume, Gedächtnisstörungen, Missempfindungen wie Kribbeln oder Ameisenlaufen, verminderte Berührungsempfindlichkeit, Tinnitus (Ohrgeräusche), Halsschmerzen, Nasen-Rachenraum-Entzündung, Nasenbluten, verschwommenes Sehen, allergische Reaktionen, Überempfindlichkeitsreaktionen der Haut (Hautausschlag, Nesselausschlag, Juckreiz), Haarausfall, Anstieg der Nierenwerte, Veränderung der Leberwerte, Leberentzündung, Muskelerkrankungen, Muskelschmerzen, Muskelkrämpfe, Muskelschwäche, Rhabdomyolyse (Schädigung von Muskelzellen), Gelenkschmerzen, Rückenschmerzen, Nackenschmerzen, Brustschmerzen,

Unterzuckerung (Hypoglykämie), Anstieg des Blutzuckers (Hyperglykämie), Wassereinlagerungen (Ödeme) vor allem an den Beinen oder Armen, Gewichtszunahme, allgemeine Schwäche, Erschöpfung und Fieber.

Die Quintessenz ist die folgende: Statine hemmen die Cholesterinbiosynthese zu einem sehr frühen Zeitpunkt, sie bringen sie wörtlich übersetzt zum Stillstand (vom lateinischen Verb „stare“: stehen, stehenbleiben, stillstehen). Lange also, bevor 7-Dehydrocholesterin, das ja erst den vorletzten Schritt dieses Biosyntheseprozesses markiert, gebildet werden könnte, greifen Statine unterbindend ein. Das Ergebnis ist folgerichtig nicht nur ein pharmazeutisch nach unten korrigierter Cholesterinwert, sondern auch eine erniedrigte körpereigene Fähigkeit, Vitamin D zu produzieren: Weniger 7-Dehydrocholesterin, weniger Cholesterin, weniger Vitamin D. Dieser Umstand sollte bei der Einnahme von Statinen unbedingt beachtet werden, denn die Bedeutung von Vitamin D als FI-Schalter unserer Zellen und epigenetischer Regulierungsfaktor unserer Gene kann gar nicht hoch genug eingeschätzt werden.

Mineralstoffe

Mineralstoffe sind, obwohl für den Organismus unverzichtbar, anorganische Stoffe. Als „anorganisch“ wird alles definiert, was keinen Kohlenstoff beinhaltet. In diesem Fall ist das nicht verwunderlich, da wir nicht von zusammengesetzten Molekülen, sondern nur von den einzelnen Teilen, den Elementen (Atomen) sprechen. Diese sind allesamt im Rahmen des Äonen währenden kosmischen Schöpfungsprozesses entstanden und werden im Periodensystem der Elemente fein säuberlich als Legobausteine unseres Universums aufgelistet. Bestimmte Legobausteine sind für die Funktionalität unserer Zellen unerlässlich, wir benötigen sie für den Aufbau von Gewebe, die Regulation des Wasser- und Elektrolythaushaltes, die Funktion von Enzymen und Hormonen und für tausend (konservativ geschätzt) andere Prozesse im Körper.

Die Mineralstoffe gliedern sich in 7 Mengenelemente und 16 Spurenelemente.[86] Mengenelemente überschreiten, Spurenelemente unterschreiten einen Masseanteil von 50 mg pro Kilogramm Körpergewicht. Eine Ausnahme stellt Eisen dar: Es wird zu den Spurenelementen gezählt, obgleich es mit 60 mg/kg im menschlichen Körper vorkommt. Der Grund dafür ist, dass der Körper nur eine recht geringe Menge pro Tag benötigt. Der größte Teil von Eisen ist im Körper in den Proteinen Hämoglobin (rote Blutkörperchen) und Myoglobin (Muskeln) gebunden und wird immer wieder recycelt. Nur wenig geht verloren und muss über die Nahrung ersetzt werden, wir benötigen es daher gewissermaßen nur in Spuren.

Die Mengenelemente heißen – in der Reihenfolge ihres Auftauchens im Periodensystem – Natrium, Magnesium, Phosphor, Schwefel, Chlor, Kalium und Calcium. Die Spurenelemente wiederum werden in zwei Kategorien unterteilt: essentiell und möglicherweise essentiell. Die 8 definitiv essentiellen Spurenelemente sind Mangan, Eisen, Cobalt, Kupfer, Zink, Selen, Molybdän und Iod. Bis hierher steht die Relevanz dieser insgesamt 15 Elemente in der Gesamtkomposition des menschlichen Körpers außer Frage. Ab nun allerdings betreten wir spekulativeres Terrain: Bor, Silicium, Vanadium, Chrom, Nickel, Arsen, Rubidium und Zinn sind „möglicherweise essentielle“ Spurenelemente.

Falls Du Dich übrigens wundern solltest, dass hier Elemente Teil der Aufzählung sind, die Du vermutlich als toxisch einstufen würdest (das prominenteste Beispiel ist sicher Arsen[87]): Schon der im 16. Jahrhundert wirkende Paracelsus hat darauf hingewiesen, dass in vielen Fällen die Dosis der entscheidende Punkt sei: „Alle Dinge sind Gift und nichts ist ohne Gift; allein die Dosis macht, dass ein Ding kein Gift sei.“ In verschwindend geringen Mengen – und ausschließlich von solchen sprechen wir hier – könnten einige dieser Elemente tatsächlich eine relevante biologische Bedeutung im menschlichen Organismus haben.

Sehen wir uns zuerst einige der wesentlichen Funktionen der Mengenelemente in unserem Zellverbund Körper an:

- **Natrium (Na):** Aufnahme und Transport von Nährstoffen, Regulation des Wasserhaushaltes und des Säure-Basen-Gleichgewichtes.
- **Magnesium (Mg):** Bestandteil von Knochen, Zähnen, zahlreichen Enzymen und energiereichen Phosphatverbindungen.
- **Phosphor (P):** als Phosphat u.a. Bestandteil von Knochen, Nukleinsäuren (DNA und RNA), ATP und Phospholipiden.

- **Schwefel (S):** Bestandteil der Aminosäuren Methionin und Cystein sowie der Vitamine Thiamin (B_1) und Biotin (B_7).
- **Chlor (Cl):** gemeinsam mit Natrium von Bedeutung für den Wasserhaushalt und das Säure-Basen-Gleichgewicht, Bestandteil der Magensäure.
- **Kalium (K):** Aufrechterhaltung des Membranpotentials[88], Blutdruckregulation, Protein- und Glykogenbildung.
- **Calcium (Ca):** Stabilisierung des Skelettsystems, Blutgerinnung, Muskelkontraktion, Nervensystem, Aktivierung von Enzymen.

Definitiv unverzichtbar sind auch die folgenden acht Spurenelemente (wieder geordnet nach ihrem Auftauchen im Periodensystem):

- **Mangan (Mn):** Aktivator und Bestandteil zahlreicher Enzyme, Knorpel- und Knochensynthese, Gluconeogenese.
- **Eisen (Fe):** Hämoglobin, Bestandteil vieler Enzyme.
- **Cobalt (Co):** Bestandteil von Cobalamin (Vitamin B_{12}).
- **Nickel (Ni):** Bestandteil einiger Enzyme.
- **Zink (Zn):** Bestandteil vieler Enzyme, die ihrerseits an nahezu allen Lebensvorgängen beteiligt sind (z.B. Synthese von Kollagen oder Testosteron).
- **Selen (Se):** Bestandteil antioxidativ wirkender Enzyme, unterstützt die Schilddrüse, trägt zur Spermabildung bei.
- **Molybdän (Mo):** Als Co-Faktor in mehreren lebenswichtigen Enzymen unverzichtbar, Stoffwechsel, Entgiftung.
- **Iod (I):** Essentieller Bestandteil der Schilddrüsenhormone.

Proteinogene Aminosäuren

Alle Proteine setzen sich aus Aminosäuren zusammen. Ich weiß, das hatten wir schon, als es im Kapitel „Makronährstoffe“ um Protein ging, aber ich betone es noch einmal, um die Wichtigkeit dieser Aussage hervorzuheben. Aminosäuren sind mit 15-20 Prozent in der Regel der zweithäufigste Stoff in unserem Körper. Ich sage „in der Regel“, weil der Fettanteil von Mensch zu Mensch und insbesondere zwischen den Geschlechtern divergiert. Durchschnittlich liegt der Fettgehalt zwischen 10-30 Prozent, bei der Frau ist er aus biologischen Gründen höher als beim Mann. Unangefochten an der Spitze der Hitparade der am meisten vorkommenden Substanzen im Körper rangiert selbstverständlich das Wasser mit 60-75 Prozent.

Ohne Aminosäuren kann in diesem Universum kein physisches Leben existieren. Auch die ursprünglichsten Organismen, zum Beispiel einzellige Bakterien, beruhen auf ihnen. Die strukturell einfachste Aminosäure, die es gibt, trägt den klingenden Namen *Glycin* und sieht so aus:

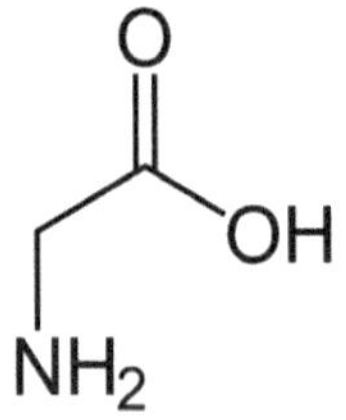

Das für den Laien auf den ersten Blick schwer Durchschaubare an chemischen Strukturformeln ist der Umstand, dass jede Ecke ein Kohlenstoff-Atom repräsentiert. In seiner vollständigen Form würde Glycin also so aussehen:

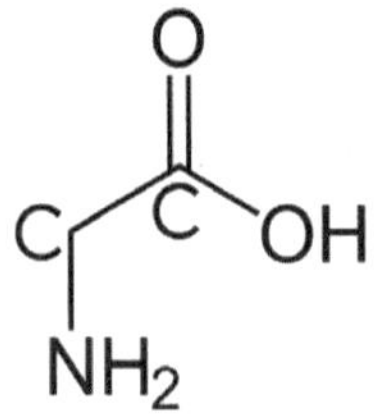

Tryptophan – jene Aminosäure, die zwingend als Ausgangssubstanz vonnöten ist, um im nächsten Schritt Serotonin und im übernächsten Schritt Melatonin produzieren zu können – ist im Vergleich schon etwas ausgefeilter:

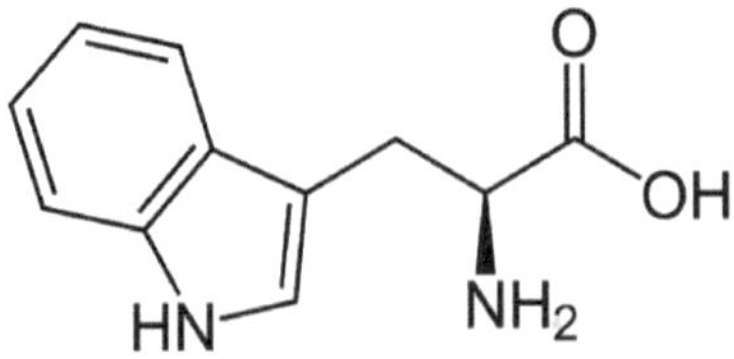

Gemein ist jedoch allen Aminosäuren unabhängig vom Komplexitätsgrad, dass sie über eine **Amino**gruppe (NH_2) und eine **Säure**gruppe (COOH) verfügen – daher auch der Name. Bei Glycin wird das besonders deutlich, weil es eben nicht mehr gibt als diese beiden Puzzleteile. Die anderen Aminosäuren wie etwa das abgebildete Tryptophan nennen linkerhand eine sogenannte Seitengruppe ihr Eigen. Diese – und nur diese – ist von Aminosäure zu Aminosäure unterschiedlich und hat der Natur somit die Möglichkeit gegeben, sich als Schöpferin zahlreicher dieser Proteinbausteine hervorzutun. Tatsächlich hat sie Hunderte von verschiedenen Aminosäuren geschaffen, für den menschlichen Organismus relevant sind allerdings nur 20 davon. Diese 20 Aminosäuren werden die *proteinogenen* (proteinschaffenden) Aminosäuren genannt. Sie heißen in alphabetischer Reihenfolge Alanin, Arginin, Asparagin, Asparaginsäure, Cystein, Glutamin, Glutaminsäure, Glycin, Histidin, Isoleucin, Leucin, Lysin, Methionin, Phenylalanin, Prolin, Serin, Threonin, Tryptophan, Tyrosin und Valin.

Die gute Nachricht ist, dass wir uns nicht die gesamten 20 zu merken brauchen, weil nicht alle für uns im selben Maße relevant sind. Die mit Respektabstand wichtigsten sind nur 8 davon, die sogenannten *essentiellen* Aminosäuren. Es sind dies Isoleucin, Leucin, Lysin, Methionin, Phenylalanin, Threonin, Tryptophan und Valin. Essentiell bedeutet, der Körper kann sie nicht selbst herstellen und ist auf deren ständige Zufuhr angewiesen. Dies wiederum geschieht über unsere Ernährung. Wenn die 8 essentiellen Aminosäuren im Rahmen unserer Mahlzeiten den Weg in unseren Magen finden, können die Zellen die verbleibenden 12 Aminosäuren selbst produzieren. Wir nennen dieses Dutzend somit die *nicht-essentiellen* Aminosäuren.

Der wichtigste Parameter für die Bewertung eines Nahrungsproteins ist die Nettoverwertung. Das heißt, ein gewisser Prozentsatz der Aminosäuren folgt dem anabolen (aufbauenden) Stoffwechselweg und dient dazu, neue Zellen zu erschaffen. Je höher dieser Wert, desto höher ist der Nettonutzen für den Organismus. Der Rest wiederum geht den katabolen (abbauenden) Stoffwechselweg. Das heißt, er wird zu Energie (ATP) verbrannt und erzeugt Stickstoffabfallprodukte, da Stickstoff die Grundlage von Aminosäuren darstellt.[89] Unter konventionellen Lebensmitteln bietet das Ei mit einem Verhältnis von 48:52 (48 Prozent anabol und somit zellaufbauend,

52 Prozent katabol und somit Stoffwechselabfall erzeugend) noch die beste Ratio. Fleisch liegt im Durchschnitt bei 32:68, Milchprodukte bei 16:84 und pflanzliche Proteinquellen bei maximal 18:82 Prozent.[90] Wir sehen, dass es abgesehen vom Ei gar nicht so einfach ist, ein ausgewogenes Verhältnis zu erreichen.[91]

Es gibt hier allerdings ein As im Ärmel, nämlich spezifische NEM, die über ein Verhältnis von 99:1 verfügen, da sie sich des perfekten Aminosäurenmusters der menschlichen Zelle bedienen. Sie enthalten ausschließlich die acht essentiellen Aminosäuren Isoleucin, Leucin, Valin, Lysin, Methionin, Phenylalanin, Threonin, Tryptophan in einer ganz bestimmten und fein austarierten Verhältnismäßigkeit zueinander. Stolze 99 Prozent werden dadurch dem anabolen und lediglich 1 Prozent dem katabolen Stoffwechselweg zugeführt. Somit fällt nur eine äußerst vernachlässigbare Menge an Abfall an und der Körper erhält Unmengen an Bausteinen (Aminosäuren) zum Aufbau neuer und gesunder Zellen. 10 Presslinge bzw. 10 Gramm dieser Nahrungsergänzung entsprechen dem Proteinwert von 350 Gramm Fleisch. Dies ist insbesondere für Menschen mit gesundheitlichen Beschwerden und selbstverständlich auch für intensive Hobby- bzw. professionelle Sportler ein unschätzbarer Vorteil, den man sich auf einfache Weise zunutze machen kann.

Noch wichtiger wird diese Information, wenn wir uns vor Augen halten, dass viele Menschen heutzutage an einem Aminosäurenmangel leiden. Aminosäuren wie Tryptophan oder Tyrosin (unverzichtbar für die Synthese unserer Schilddrüsenhormone) werden mitunter geopfert, um den oxidativen Zellstress (die freien Radikale) in Schach zu halten. Die daraus entstehenden Konsequenzen sind nicht nur Beschwerden körperlicher Natur, sondern ebenso psychische Symptome, denn auch für unsere mentale und emotionale Stabilität sind wir auf Aminosäuren angewiesen. Der Neurowissenschaftler Dr. Kenneth Blum von der University of North Texas untermauert dies: „Er fand heraus, dass er die Schlechte-Laune-Gene überwinden konnte, indem er seinen Versuchspersonen einige Nahrungsergänzungsmittel verabreichte. Diese Gehirnnahrung, Aminosäuren genannt, sind Bestandteile von einfachen Proteinen, die man in der Nahrung findet. Sie konnten den genetisch falsch programmierten Gehirnstoffwechsel der Abhängigkeit sofort in Gang bringen und deren Stimmung radikal verbessern.[92] Das Fazit: Die Abhängigen, die die Aminosäuren einnahmen, schafften es, sich von Drogen und Alkohol fernzuhalten. Doch diejenigen, die keine Aminosäuren nahmen, hatten eine viermal höhere Rückfallrate."[93]

Achte daher bewusst auf eine ausreichende Aminosäuren-Zufuhr für Deine Körperzellen. Vor allem bewerkstelligst Du das durch ausreichend Protein in Deiner täglichen Kost, Du kannst Dir aber auch NEM zunutze machen, die Deinem Organismus hier äußerst effizient und rasch unter die Arme greifen. Manche Beschwerden können sich dadurch innerhalb kürzester Zeit förmlich in Luft auflösen, sobald der erste gravierende Mangel aufgefangen und kompensiert ist.

Die Ernährungspsychologin Julia Ross bezeichnet Aminosäuren als effektivste Waffe gegen „unechte Emotionen" (die sie als körperlich z.B. durch Mangelernährung bedingte Fehlfunktionen unseres Gehirns und unserer Körperchemie definiert) und berichtet von erstaunlichen Erfahrungen in ihrer Klinik in Kalifornien: „1995 hatten unsere Mitarbeiter die Idee, dass unsere Patienten die potentiell hilfreichen Aminosäuren während ihrer Ersteinschätzung direkt bei uns vor Ort einnehmen sollten. Demzufolge waren wir tatsächlich anwesend, als die Aminosäuren wirkten, was normalerweise innerhalb von fünfzehn Minuten geschah. Wir beobachteten die Patienten und freuten uns, als Hunderte von ihnen ihre trügerischen Emotionen von Anspannung, Gleichgültigkeit, Reizbarkeit und emotionalem Schmerz direkt vor unseren Augen ablegten. Das Wort, das unsere Patienten immer wieder gebrauchten, um diese Erfahrung zu beschreiben, war ‚unglaublich'. Hinzu kommt, dass unsere Patienten die Aminosäuren normalerweise über einen Zeitraum von nur drei bis zwölf Monaten einnehmen müssen. Danach ist die Korrektur ihrer Stimmungschemie üblicherweise abgeschlossen. Sie müssen jedoch weiterhin viel Eiweiß, Gemüse und andere frische Vollwertkost essen und die wichtigen Nahrungsergänzungsmittel in Form von Vitaminen, Mineralien und Fettsäuren einnehmen."[94]

Und Fettsäuren ist in der Tat das nächste Stichwort, denn ähnlich wie es essentielle Aminosäuren gibt, existieren auch essentielle Fettsäuren, ohne deren ausreichendes Vorhandensein unser Körper wie ein Auto auf drei Rädern unterwegs ist.

Omega-Fettsäuren

Die Rede ist von den Omega-Fettsäuren. Du erinnerst Dich, dass wir beim Thema Fett (siehe 5.2.1 „Makronährstoffe“) entdeckt haben, dass es verschiedene Fettsäuren gibt: zuallererst einmal gesättigte und ungesättigte und dann noch einfach und mehrfach ungesättigte. Die Omega-Fettsäuren gehören zu diesen mehrfach ungesättigten und umfassen essentielle Omega-6- und Omega-3-Fettsäuren. Beide Arten spielen eine maßgebliche Rolle in unserem Organismus – vor allem, wenn es um Entzündungsprozesse, Herzgesundheit, Sehkraft und unsere Gehirnfunktion geht. Dies sind aber nur die prominentesten Bereiche, letztlich hängt das Wohlergehen jeder einzelnen Zelle an diesen Fettsäuren, da sie unverzichtbar für die Zellmembranen sind.

Omega-6- und Omega-3-Fettsäuren sollten sich im Sinne unserer optimalen Zellfunktionalität und eines entzündungsresistenten Milieus im Organismus in einem bestimmten Verhältnis zueinander befinden. Dieses liegt bei maximal 3:1. Konkret bedeutet dies, dass auf drei Omega-6-Fettsäuren zumindest eine Omega-3-Fettsäure kommen sollte. Messbar ist diese Ratio durch ein sogenanntes Fettsäureprofil im Blut, weil sich die Omega-Fettsäuren unter anderem. in den Zellmembranen der roten Blutkörperchen einlagern. Da die Erythrozyten eine Lebensdauer von 100-120 Tagen aufweisen, können wir die Nahrungszufuhr der entsprechenden Fettsäuren über die letzten drei bis vier Monate hinweg auf diese Weise sehr gut einschätzen. Solche Tests sind übrigens recht einfach zu bewerkstelligen: Entweder Du lässt es im Rahmen eines großen Blutbildes gegen einen Aufpreis bei Deinem Hausarzt mituntersuchen oder Du besorgst Dir im Internet ein Fettsäuren-Testset um ca. 80-100 €. Die großen Omega-Firmen am Markt bieten im Rahmen eines sechsmonatigen Abonnements sowohl Omega-Öle als auch ergänzend zwei Testsets an – eines für die anfängliche und eines für die finale Messung im Rahmen einer solchen Omega-Kur.

Weshalb aber ist nun dieses Verhältnis von Omega-6 zu Omega-3 von so großer Bedeutung und sollte 3:1 nicht übersteigen? Dazu holen wir etwas weiter aus: Wenn wir von Entzündungen im Körper sprechen, müssen wir uns über *Eicosanoide* unterhalten. Eicosanoide sind Hormone, welche die Entzündungsreaktionen kontrollieren. Um sie herzustellen, greifen unsere

Zellen auf Fettsäuren aus unserer Nahrung zurück. Von höchster Relevanz ist nun der folgende kleine, aber feine Unterschied: „Omega-6-Fettsäuren (...) generieren Eicosanoide, welche Entzündungen fördern. Omega-3-Fettsäuren haben die gegenteilige Wirkung – sie führen zur Bildung von entzündungshemmenden Eicosanoiden."[95] Das ist der springende Punkt: Je mehr Omega-6-Fettsäuren wir aufnehmen, desto mehr Brennstoff führen wir dem Feuer der Entzündungen in unserem Organismus zu. So verdichten sich kleinere Feuerstellen, die sich quer durch unseren Körper ziehen, nach und nach zu einem Flächenbrand und ziehen einen unendlichen Rattenschwanz gesundheitlicher Probleme mit sich. Denn Entzündungen sind die Basis für jedes unangenehme Symptom.

Wobei wir hier noch eine wesentliche Differenzierung vornehmen sollten, denn Entzündung ist nicht gleich Entzündung. Der akuten Entzündung möchte ich eine Lanze brechen und betonen, wie wichtig diese ist. Bei ihr handelt es sich um einen unverzichtbaren Reinigungs- und Selbstheilungsprozess unserer Zellen. Der betroffene Bereich schmerzt (chemische Botenstoffe, welche die Nervenenden stimulieren, werden freigesetzt und machen das Gebiet empfindlicher), schwillt an (Flüssigkeit wird abgesondert), rötet sich (die kleinsten Blutgefäße, die Kapillaren, füllen sich mit mehr Blut), wird heiß (die verstärkte Durchblutung erwärmt die Stelle) und unbeweglich (der Funktionsverlust tritt auf, weil alle Energie an der betroffenen Stelle temporär dem Heilungsprozess zugute kommt). Wir können das als kurze und intensive, äußerlich nicht immer angenehme, doch stets siegreiche Intervention des Immunsystems betrachten. Dieses Geschehnis wiederholt sich im Laufe eines Lebens unzählige Male, z. B. nach einer Sportverletzung aufgrund von Überbelastung oder weil wir uns in der Küche beim Gemüseschneiden geschnitten haben. Es ist völlig in Ordnung, gut und wichtig.

Anders stellt sich eine chronische Entzündung dar. Sie umfasst zwar einige derselben körperlichen Reaktionen wie die akute Entzündung, anstatt aber nur kurz anzudauern und abzuheilen, setzt sie sich über Wochen, Monate und manchmal sogar Jahre fest. Es kann sein, dass wir sie lange Zeit gar nicht wahrnehmen, sie köchelt vielmehr still vor sich hin. Wir sprechen dann vom Phänomen der *stillen Entzündungen*. Das verursacht die langsame Zerstörung von Zellgewebe im Herzen, im Gehirn, in den Gelenken, in den Knochen oder anderswo. Unter anderem können auf diese Weise degenerative Erkrankungen entstehen. Chronische Entzündungen waren noch nie in einem solchen Ausmaß wie heute auf der Welt zu sehen. Und das liegt maßgeblich daran, dass wir auf der einen Seite zu wenige Omega-3- und auf der anderen zu viele Omega-6-Fettsäuren zuführen.

Bis vor 1945 – zu Zeiten einer natürlicheren Ernährung, bevor die Industriegesellschaft in den Lebensmittelgeschäften vollends Einzug hielt – war dieses Verhältnis bei 1:3 oder weniger angesiedelt. Nun liegt es in Europa im Schnitt bei ca. 1:20, in den USA ist sogar von 1:30 auszugehen. Die Konsequenzen sind gesamtgesellschaftlich gut ersichtlich, obgleich die wenigsten ihre mit dem Alter stetig voranschreitenden Beschwerden mit einem Omega-Ungleichgewicht in Verbindung bringen würden. Häufig wird der degenerative Prozess als unvermeidliche Selbstverständlichkeit akzeptiert, was nicht korrekt ist. Unser Körper ist laut Gerontologie[96] durchaus in der Lage, auf eine vitale, fitte und lebenswerte Weise weit über 100 Jahre alt zu werden. Zahlreiche Volksgruppen rund um die Erde beweisen das eindrucksvoll, z.B. die Hunza in Pakistan oder die Menschen der Ningxia-Region in China, die einen viel höheren Anteil an über 100-jährigen aufweist als der Rest des Landes. Es sind tatsächlich das hohe Stressaufkommen (wir haben eine Leistungsgesellschaft geschaffen, die ständig der Maxime „Höher, schneller, weiter, mehr" frönt), die destruktiven Umwelteinflüsse (niemals zuvor waren wir mit so vielen Giftstoffen und einem solchen Ausmaß an Elektrosmog konfrontiert) und selbstverständlich unsere Ernährungsgewohnheiten, die dafür sorgen, dass unser Körper weit vor der Zeit altert und degeneriert. Die Salutogenese ist daher bemüht, in all den genannten Bereichen wirkungsvolle Lösungen zur Verfügung zu stellen.

Wie sorgen wir nun für einen gesunden Omega-3-Index im Blut, der bei 8-12 Prozent liegen sollte? Wir könnten überwiegend auf Pflanzenöle zurückgreifen, die einen hohen Anteil der Omega-3-Fettsäure Alpha-Linolensäure (ALA) in sich tragen. Allerdings ist ALA nur eine Vorstufe der für unsere Zellen noch viel relevanteren Omega-3-Fettsäuren Eicosapentaensäure (EPA) sowie Docosahexaensäure (DHA).

Viele Menschen setzen beispielsweise auf Leinöl in der Hoffnung, ihren gesamten Omega-3-Bedarf abzudecken. Dabei übersehen sie, dass der

Körper ALA nur zu einem kleinen Teil – meist zwischen 5 und 10 Prozent – in EPA und DHA umwandeln kann. Wer sich ausschließlich auf Leinöl verlässt, riskiert daher einen Mangel an diesen unverzichtbaren Fettsäuren. Langfristig kann das die Entstehung chronischer Entzündungen begünstigen und Herz- wie Gehirnfunktionen beeinträchtigen. Pflanzliche Öle allein können die direkten Quellen von EPA und DHA, also fettreiche Fische oder Algenöle, nicht ersetzen. Die Menge an EPA und DHA, die aus Pflanzenölen entsteht, reicht schlicht nicht aus, um Zellmembranen dauerhaft geschmeidig und funktionstüchtig zu halten.

Warum ist die Umwandlungsrate von ALA übrigens so gering? Der wesentliche Haken liegt darin, dass die Omega-3- und Omega-6-Fettsäuren für ihre Weiterverarbeitungsprozesse im Organismus dasselbe Enzymsystem in Anspruch nehmen. Ist dieses Enzymsystem nun von Omega-6 regelrecht belagert, wird Omega-3 an den Rand gedrängt und gerät zum bloßen Zaungast. Für die Funktionalität unserer Zellen ist das ein schwerer Schlag, denn EPA und DHA bieten überwältigende Vorzüge:

EPA (Eicosapentaensäure)

- Bildung von DHA
- Bildung von entzündungshemmenden Eicosanoiden
- Positive Wirkung bei Herzerkrankungen
- Förderung positiver Emotionen und Stimmungsaufhellung
- Minderung von Ängsten und Depression
- Und vieles mehr ...

Eine mögliche Eselsbrücke, um sich der Bedeutung von EPA stets gewahr zu sein, ist, es sich als Kürzel für „**E**motionale **P**ositivität **A**ktivieren" einzuprägen. Das ist für die meisten Menschen eingängiger und weniger sperrig, als sich *Eicosapentaensäure* zu merken – wenngleich sich der chemische Begriff eigentlich recht unproblematisch erschließt, so wir die einzelnen Namensteile übersetzen: „Eicosa" und „penta" kommen – wie könnte es anders sein – aus dem Griechischen und stehen für zwei Zahlen: 20 und 5 (denk an das fünfzackige *Penta*gramm oder das fünfeckige *Penta*gon). Die Chemie ist bei der Namensgebung von Substanzen sehr genau, daher weiß der gelernte Grieche (weniger aber der Urlaubsgrieche, wie man fairerweise hinzufügen muss) sogleich, dass es sich bei der Eicosa-pentaen-säure um eine Fett**säure** mit **20** Kohlenstoffen – zur Erinnerung: jede Ecke repräsentiert ein C-Atom – und **5** Doppelbindungen handelt:

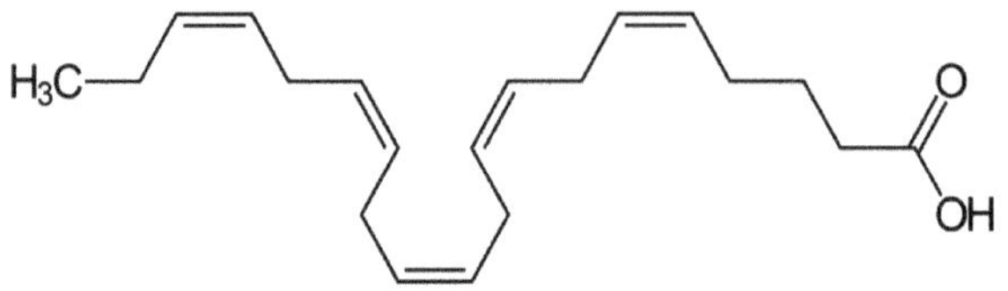

DHA (Docosahexaensäure)

- Integraler Bestandteil der Zellmembran
- Essentiell vor allem für Nervenzellen
- Vor allem in Gehirn und Netzhaut
- Kann Blutdruck senken
- Spermaqualität
- Und vieles mehr ...

Die Erinnerungsstütze, die ich hier für unsere grauen Zellen anbieten kann, ist, DHA mit der Bedeutung „**D**as **H**irn **A**ktivieren" zu verknüpfen. Und, falls das tröstlich ist, im Laufe der Zeit bleibt auch der wirkliche Name *Docosahexaensäure* in unserem neuronalen Netzwerk irgendwann hängen. Hier können wir uns übrigens desselben Spiels wie bei EPA bedienen, denn „Docosa" und „hexa" stehen für die Zahlen 22 und 6 (denk an das sechszackige *Hexa*gramm oder das auf sechs Feldern beruhende *Hexa*gon der Salutogenese). Somit ist auch hier alleine durch den Namen sofort klar, dass wir es bei der Docosa-hexaen-säure mit einer Fett**säure** mit **22** Kohlenstoff-Atomen und **6** Doppelbindungen zu tun haben:

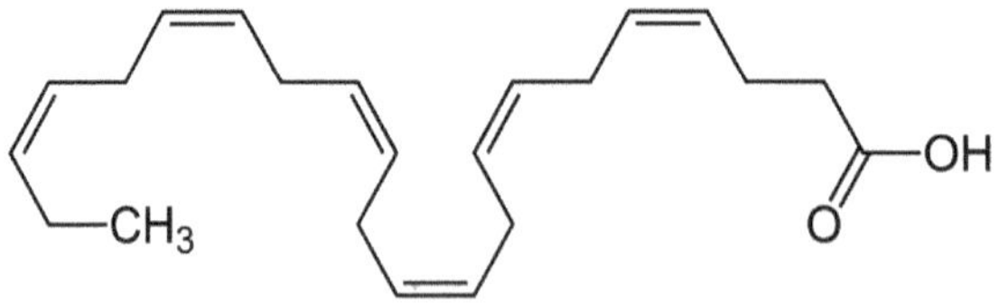

Namen jedoch hin oder her, viel wichtiger ist an dieser Stelle noch ein Hinweis zum Punkt „Integraler Bestandteil der Zellmembran“, der in obiger Liste an erster Stelle steht: Ausreichend DHA erhöht dort nämlich die Flexibilität, Geschmeidigkeit und Fluidität. So bleibt die Zelle, und somit in einer größeren Dimension gedacht natürlich unser gesamter Körper, elastisch und beweglich. Nicht nur das, lebenswichtige Nährstoffe können eine gut mit DHA ausgepolsterte Zellmembran problemlos passieren und somit ohne Einbußen aufgenommen werden. Gleichzeitig werden Abfallstoffe vollständig aus der Zelle ausgeschieden. Im Falle eines Mangels kehren sich diese beiden Qualitäten ins Gegenteil um und sorgen für Nährstoffmangel und Müllberge. Das ist übrigens der Grund, weshalb Bruce Lipton die Zellmembran – und eben nicht den Zellkern mit der darin befindlichen DNA – als eigentliches Gehirn der Zelle bezeichnet: Weil federführend sie es ist, die definiert, was in die Zelle hinein darf und was hinaus muss. Meine Empfehlungen liegen somit auf der Hand und werden Dich wenig überraschen:

1. **Mehr Omega-3 zuführen**: Dies kann mit Abstrichen durch ALA-haltige Pflanzenöle wie Leinöl, Chiaöl, Walnussöl oder Hanföl sowie für Fischesser durch EPA/DHA-haltigen fetten Fisch (Lachs, Makrele, Hering etc.) geschehen. Der effektivste Weg ist es gleichwohl, zumindest temporär auf hochgradig EPA/DHA-haltige Fischöle, Algenöle oder Krillöle zurückzugreifen. Dies alles in Kombination führt am schnellsten zum gesundheitlich vorteilhaften Erfolg, der sich in einem Omega-3-Index von 8-12 Prozent und einem Omega-6-zu-Omega-3-Verhältnis von 3:1 oder weniger ausdrückt.

2. **Weniger Omega-6 zuführen:** Wir sollten Omega-6-haltige Pflanzenöle und Fertigprodukte, in denen solche zugesetzt sind, weitestgehend meiden. Im Restaurant oder unserer Mittagskantine können wir den Omega-6-Anteil natürlich nicht überprüfen, in der eigenen Küche aber sehr wohl und das ist schon viel wert. Omega-6-lastige Pflanzenöle sind etwa Distelöl (Verhältnis 148:1), das in Industrienahrung

omnipräsente, da äußerst günstige Sonnenblumenöl (122:1), Kürbiskernöl (100:1), Sesamöl (59:1), Maiskeimöl (54:1) und Erdnussöl (32:1).

Summa summarum dürfen wir unseren diesbezüglichen Lebensstil wieder mehr an jenen der in Ostafrika beheimateten Massai anpassen: Diese leben zwar nicht am Meer und haben dadurch keine Omega-3-reichen Fische auf ihrer Speisekarte, aber sie nehmen so wenig verarbeitete Industrienahrung und somit Omega-6 zu sich, dass das wenige Omega-3, das sie Tag für Tag durch den pflanzlichen Anteil ihrer Kost erhalten, in einem höchst effizienten Maße verwertet werden kann. Auf diese Weise halten sie eine optimale Ratio von Omega-3 zu Omega-6 aufrecht.

Sekundäre Pflanzenstoffe

Sekundäre Pflanzenstoffe werden im engeren Sinn oft nicht zu den Mikronährstoffen gezählt, im weiteren findet man sie in dieser Einteilung aber durchaus. Meines Erachtens ist es sogar unerlässlich, sie in diese Riege aufzunehmen, da ihre Funktionalität in der menschlichen Zelle eine andere ist als jene von Vitaminen, Mineralstoffen, Aminosäuren oder Fettsäuren. Zudem werden wir in Teil III, wenn es um eine Auswahl konkreter Lebensmittel geht, die unsere Zellen tatsächlich Tag für Tag essen wollen, in der Kategorie „Wesentliche Vitalstoffe" immer wieder auf diverse sekundäre Pflanzenstoffe treffen. Sekundär bedeutet wörtlich übersetzt „zweitrangig", der Begriff suggeriert also in gewisser Weise, dass wir es hier mit Substanzen zu tun haben, deren Wert vernachlässigbar ist. Das Gegenteil ist allerdings der Fall, denn ihr der Homöostase verpflichteter Beitrag zu unserem Dasein ist kaum zu überschätzen.

Aber der Reihe nach: Per Definition sind sekundäre Pflanzenstoffe bioaktive Substanzen, die in Pflanzen enthalten sind. Im Gegensatz zu den primären Pflanzenstoffen – das sind die Makronährstoffe, also die Kohlenhydrate, Fette und Proteine – scheinen sie vordergründig für das Überleben der Pflanze nicht unbedingt notwendig, daher wurde ihnen auch dieser missverständliche Name zuteil. Die Ironie an der Sache ist, dass eine Pflanze ohne sekundäre Pflanzenstoffe auch nicht besonders lange lebensfähig wäre, da diese zum Schutz vor Schädlingen, Pflanzenfressern,

Krankheiten, UV-Strahlung, Starklicht und anderen potentiell schädlichen Umweltfaktoren, als Verdunstungsschutz, als mechanische Festigung sowie zur Anlockung von Bestäubern und Samenverbreitern dienen. Eine Pflanze ist auf Gedeih und Verderb an ihren Standort gebunden und kann anders als Tiere oder Menschen nicht die Flucht ergreifen, wenn sich ein Bedrohungsszenario abzeichnet. So musste sich die Evolution hier andere protektive Mechanismen einfallen lassen, um das Überleben zu sichern.

Wie viele sekundäre Pflanzenstoffe es eigentlich gibt, das entzieht sich unserer Kenntnis (wir dürfen uns stets demütig vor Augen halten, dass es auf der Erde und im Restuniversum bei allem Fortschritt der Forschung noch immer viel mehr Dinge gibt, die wir nicht wissen, als jene, die wir wirklich durchschaut haben). Geschätzt wird, dass es ihrer über 100.000 verschiedene sind, von denen etwa 10.000 in unserer Nahrung vorkommen. Diese wiederum lassen sich in verschiedene Gruppen wie Carotinoide, Glucosinolate, Lektine, Monoterpene, Phytoöstrogene, Phytosterine, Polyphenole, Protease-Inhibitoren, Saponine und Sulfide einteilen. Chlorophyll und Phytinsäure lassen sich zwar keiner der genannten Gruppen zuordnen, werden aber ebenfalls dazugezählt.

Der wesentliche Punkt ist, dass die sekundären Pflanzenstoffe über ihre Bedeutung für die Flora hinaus auch ein breites Spektrum an positiven Effekten auf die menschliche Zelle und somit unsere Gesundheit entfalten:

- **Antioxidative Wirkung**
  Sekundäre Pflanzenstoffe agieren im Organismus als Antioxidantien (also als Spender von Elektronen 2. Art) und schützen unsere Zellen vor Schäden durch freie Radikale.

- **Entzündungsregulierende Wirkung**
  Sekundäre Pflanzenstoffe können Entzündungen im Körper reduzieren. Chronische Entzündungen spielen – wie bereits im Zusammenhang mit den Omega-Fettsäuren hervorgehoben – eine tragende Rolle bei der Entstehung von zahlreichen Symptomen und Beschwerden.

- **Immunmodulierende Wirkung**
  Sekundäre Pflanzenstoffe können das Immunsystem modulieren. Das heißt, sie können dieses je nach Bedarf regulieren, also forcieren oder drosseln. Wann könnte letzteres sinnvoll sein? Bei Allergien etwa, die eine überschießende Reaktion des Immunsystems auf an sich harmlose Proteinstrukturen (die dann als Allergene bezeichnet werden) sind; oder im Falle von chronisch-entzündlichen Autoimmunerkrankungen, bei denen das Immunsystem fälschlicherweise gesunde Zellen angreift und körpereigenes Gewebe beschädigt oder sogar ganz zerstört.

- **Krebspräventive bzw. antitumorale Wirkung**
  Sekundäre Pflanzenstoffe können das Wachstum von Krebszellen hemmen oder die Apoptose (den programmierten Zelltod) von Krebszellen fördern. Das wird gut nachvollziehbar, wenn wir uns vergegenwärtigen, dass sekundäre Pflanzenstoffe unseren Zellen zahlreiche Methylgruppen und Elektronen 2. Art zur Verfügung stellen. Beides wirkt einer destruktiven Entartung der Zellen entgegen.

- **Herz-Kreislauf-schützende Wirkung**
  Sekundäre Pflanzenstoffe können den Cholesterinspiegel senken, antithrombotisch wirken, den Blutdruck regulieren und generell das Risiko für Herz-Kreislauf-Erkrankungen verringern.

- **Weitere Wirkungen**
  Sekundäre Pflanzenstoffe zeigen positive Effekte auf die Verdauung, die Gehirnfunktion, den Blutzuckerspiegel und zahllose weitere Prozesse bzw. Areale in unserem Organismus. So wirken sie etwa auch antifungal und in einem natürlichen Sinne antibiotisch (das heißt, die symbiotischen Bakterien bleiben von ihnen unbehelligt).

Wenn sekundäre Pflanzenstoffe eine solche Bandbreite an wünschenswerten Resultaten für den menschlichen Organismus hervorbringen, stellt sich selbstverständlich die Frage, wo wir diese finden. Die Antwort ist einfach, denn wir können sie wenig überraschend durch pflanzliche Nahrung zuführen. Obst, Gemüse, Nüsse, Samen, Pilze, Kräuter und Gewürze sind hervorragende Lieferanten. Der Farbenreichtum unserer unterschiedlichen Obst- und Gemüsesorten etwa wäre ohne sekundäre Pflanzenstoffe nicht möglich, denn jede Farbe repräsentiert einen eigenen sekundären Pflanzenstoff. Blaue Früchte etwa (z. B. Heidelbeeren) enthalten Polyphenole, orangefarbene Gemüsearten (z. B. Karotten) Carotinoide und grünes Gemüse (z. B. Brokkoli) Glucosinolate. Erinnern wir uns: Je tiefer pigmentiert, also je dunkler in der Farbgebung das entsprechende Obst oder Gemüse ist, desto mehr Elektronen 2. Art kann es unseren menschlichen Zellen liefern und desto höher ist sein ORAC-Wert bzw. in anderen Worten: seine antioxidative Kraft. Ein schönes Beispiel für die hochintelligente Wirkweise der sekundären Pflanzenstoffe ist das in der Mariendistel enthaltene Silymarin, das zu den Polyphenolen gehört: Es stabilisiert die Membranen der Leberzellen, woraufhin toxische Substanzen nicht mehr eindringen können.

Neben dem Essen können wir sekundäre Pflanzenstoffe selbstverständlich auch als Nahrungsergänzung zuführen. Das ist legitim und kann sich als sehr nutzbringend erweisen, dennoch ersetzt es nicht die tägliche Zufuhr von Obst, Gemüse, Nüssen, Samen, Pilzen, Kräutern und Gewürzen. Warum? Weil in NEM in der Regel nur isolierte sekundäre Pflanzenstoffe angeboten werden, die nicht mehr in ihren originalen und somit natürlichen Kontext eingebettet sind. Am besten kommen die positiven Effekte von sekundären Pflanzenstoffen in Kombination mit allen anderen Inhaltsstoffen in pflanzlichen Lebensmitteln zum Tragen. Es sind die additiven und synergetischen Wirkungen in möglichst unbehandelten Pflanzen, die zu solch kraftvollen antioxidativen und antikarzinogenen Eigenschaften führen. Eine Synergie bringt als Ganzes immer mehr als die bloße Summe seiner Teile hervor. Das ist so bei einem guten Sportteam und das ist so bei unserem Essen. Eine bewusste Ernährung ist und bleibt somit der beste Weg, um ausreichend sekundäre Pflanzenstoffe aufzunehmen und ihr Potential bestmöglich auszuschöpfen.

Nicht unerwähnt bleiben soll an dieser Stelle auch ein prominenter und beliebter Teilbereich der sekundären Pflanzenstoffe, die Rede ist von den ätherischen Ölen. Ihr Hauptbestandteil sind die Terpene, diese Stoffe sind für den typischen Duft und viele der spezifischen Wirkungen der Öle verantwortlich. Andere Gruppen wie Polyphenole können in geringeren Mengen ebenfalls vorkommen und zur höchst komplexen Wirkung beitragen. Der Kosmos der ätherischen Öle als hochkonzentrierte Essenzen aus Heilpflanzen ist ein riesiger, sie gehören jedoch im engeren Sinne nicht dem Thema Ernährung an, da sie in der Regel als Kosmetika definiert sind.[97] Wörtlich aus dem Griechischen übersetzt bedeutet der Begriff Kosmetika „Ordnungsbringer" (Kosmos = Ordnung). Und diesem Namen werden naturreine und hochwertige ätherische Öle durchaus gerecht: Sie begünstigen Ordnung im Körper, sind durch ihren Reichtum an Methylgruppen wertvolle epigenetische Programmierungsfaktoren und unterstützen die Zellen, wieder zur Homöostase zurückzufinden. Viele Menschen – auch ich zähle mich zu diesen – sind fasziniert vom Wirkungsportfolio ätherischer Öle, von denen es viele unterschiedliche gibt. Zu den bekanntesten zählen Lavendel, Pfefferminze, Nelke, Zitrone, Eukalyptus, Myrrhe und natürlich die meines Erachtens wichtigste und potenteste Heilpflanze der Erde: Weihrauch.

Weihrauch war in altertümlichen Zeiten als Mittel „zur Heilung jeder dem Menschen bekannten Krankheit" bekannt und wertvoller als Gold. Das ätherische Öle, das aus dem Harz des in Ostafrika und Arabien wachsenden Baumes gewonnen wird, enthält unter anderem einen sekundären Pflanzenstoff namens Incensol (ein Terpen). Dieses Incensol weist eine antidepressive sowie anxiolytische (angstlösende) Wirkung auf. Weihrauch begünstigt durch diesen Inhaltsstoff einen Signalweg im Gehirn, der die Gefühle mitreguliert. Vormals wurde angenommen, dass dieser Signalweg nur an der Wärmewahrnehmung der Haut beteiligt sei, allerdings verfügt er in der Tat über diese noch bedeutendere Wirkung. Wissenschaftliche Erkenntnisse solcher Art helfen uns nicht nur, die weltweite und jahrtausendealte Beliebtheit von Weihrauch in der Religion zu verstehen, sie weisen uns auch darauf hin, dass die Inhaltsstoffe dieses Harzöls in der Behandlung neurologischer Krankheiten – von Parkinson bis zur Depression – Anwendung finden können. Ebenso war Weihrauch Teil anderer Studien, die z. B. seine stark entzündungsregulierende Wirkung unter Beweis stellten. Der dafür verantwortliche Stoff ist die Boswelliasäure (ebenfalls ein Terpen), deren Name sich von der botanischen Bezeichnung des Weihrauchs (Boswellia) ableitet.

Die verblüffenden Effekte sekundärer Pflanzenstoffe im Allgemeinen und ätherischer Öle im Besonderen auf die menschliche Zelle werden nachvollziehbarer, wenn wir uns vor Augen halten, dass die Pflanzen mit uns Menschen einen beträchtlichen Teil unseres Erbguts teilen: Zu 30-40 Prozent sind wir genetisch verwandt. Das heißt, die DNA von Pflanzen ist über weite Strecken mit jener identisch, die sich in Deinen und meinen und den Zellen von über 8 Milliarden weiteren Menschen befindet. Daraus lässt sich ableiten, dass wahre Gesundheit nur im Einklang mit der Natur entstehen kann, diese ist – wie schon der Naturheilkundler und Hydrotherapeut Sebastian Kneipp feststellte – die beste Apotheke.

Im Rahmen dieses Buches steht nur begrenzter Raum zur Verfügung, um sich den ätherischen Ölen tiefgründiger zu widmen. Falls dieses Feld allerdings Dein Interesse weckt, kannst Du Dich gerne meinen Webinaren und Online-Kursen zu diesem Thema zuwenden. Du findest die entsprechenden Links am Ende dieses Buches unter „Weiterführende Hinweise".

FASERSTOFFE (BALLASTSTOFFE)

Faserstoffe sind unverdauliche Nahrungsbestandteile, die von großer Bedeutung für unsere gesunde Darmflora – also das Gleichgewicht der im Verdauungstrakt beheimateten Bakterienkulturen – sind. Auch hier bin ich wieder versucht, Paracelsus mit einer seiner zahlreich überlieferten Weisheiten ins Spiel zu bringen: „Der Tod sitzt im Darm." Etwas optimistischer ausgedrückt und genauso richtig könnte der Satz aber auch lauten: „Die Gesundheit sitzt im Darm." Auf jeden Fall wissen wir, dass 80 Prozent unseres Immunsystems dort beheimatet sind. Das alleine ist Grund genug, unserem Darm und seinen symbiotischen Bakterien mit vielen Faserstoffen Tag für Tag Gutes zu tun.

Bei den Faserstoffen verhält es sich ähnlich wie mit Vitamin D – sie haben einen unglücklichen Namen erhalten, zumindest ursprünglich. Als sie entdeckt wurden, stellte man fest, dass sie nicht verdaut werden und dadurch keinen Beitrag zur körpereigenen Energieproduktion (ATP) leisten. Vor diesem Hintergrund wurden sie als überflüssiger Ballast in unserer Ernährung interpretiert und erhielten den eher negativ konnotierten Namen *Ballaststoffe*. Heute, etwas mehr als 100 Jahre später, wissen wir, dass diese Einschätzung inakkurat war, denn sie zählen erwiesenermaßen zu den wichtigsten Bestandteilen unserer Nahrung. Aus diesem Grund verwende ich persönlich ausschließlich den Begriff Faserstoffe. Sprachlich korrekt sind zwar beide Termini, wir dürfen aber einmal mehr konstatieren, dass nicht nur jeder einzelne Mensch, sondern auch und vor allem die Wissenschaft mit der Weisheit des Rückblicks immer klüger ist.

Was also sind Faserstoffe und inwiefern sind sie von Wert für uns, wenn sie nun einmal nicht verdaut, also in kleinere und von den Darmzellen verwertbare Bausteine zerlegt werden können? Faserstoffe sind streng genommen eine spezifische Art von unverdaulichen Kohlenhydraten. Zuweilen werden sie auch Präbiotika genannt, was einen wertvollen Hinweis darauf gibt, dass sie auch etwas mit Probiotika – also unseren symbiotischen und für unsere Gesundheit unverzichtbaren Darmbakterien – zu tun haben. Faserstoffe/Präbiotika/Ballaststoffe werden in wasserlösliche (Pektin, Inulin etc.) und wasserunlösliche (Cellulose, Chitin, 1,3/1,6-β-Glucan, Lignin etc.) eingeteilt und kommen in Gemüse, Obst, Pilzen, Hülsenfrüchten, Vollkorngetreide[98], Nüssen und Samen vor. Nachdem sie unseren Verdauungstrakt unverändert passiert haben, entfalten sie eine ganze Reihe von positiven Eigenschaften, die unserem Organismus guttun:

- **Anregung der natürlichen Darmbewegung**
  Durch ihre gute Quellfähigkeit binden Faserstoffe Flüssigkeiten, vergrößern dadurch das Volumen des Darminhalts, regen so die natürliche Darmbewegung (Peristaltik) an und beugen Verstopfungen vor. Faserstoffe können bis zum Hundertfachen ihres Eigengewichts an Wasser binden, deswegen ist bei verstärkter Zufuhr ausreichendes Trinken enorm wichtig, um Verstopfungen zu vermeiden.

- **Absorption der Stoffe**
  Faserstoffe binden und transportieren potentiell schädliche Stoffe wie Toxine, sekundäre (zytotoxische) Gallensäuren und unerwünschte Mikroorganismen aus dem Körper. Gleichzeitig unterstützen sie die Aufnahme von nützlichen Mineralstoffen wie Calcium, Magnesium, Natrium und Phosphor, indem sie die Milieubedingungen im Darm optimieren und das Wachstum guter Bakterien fördern.

- **Senkung des Cholesterinspiegels**
  Faserstoffe senken den Gehalt an LDL-Cholesterin bzw. oxidiertem LDL-Cholesterin im Blut, indem sie die Ausscheidung von Gallensäuren fördern und so den Nachschub an Gallensäuren aus dem Cholesterinvorrat anregen. Ein tieferer Einstieg in das riesige und im höchsten Maße missverstandene Thema Cholesterin würde den Rahmen dieses Buches sprengen. Ich kann Dir allerdings wärmstens ans Herz legen, Dir die 2016 auf ARTE ausgestrahlte Dokumentation „Cholesterin - Der große Bluff" zu Gemüte zu führen. Du findest diese auf YouTube.

- **Langsamer Blutzuckeranstieg**
  Eine faserstoffreiche Ernährung verlangsamt den Blutzuckeranstieg nach dem Essen. Dies ist insbesondere für Diabetiker ein wesentlicher Aspekt, kommt jedoch letztlich allen Menschen zugute, da die

Bauchspeicheldrüse dabei entlastet wird, ständig hohe Mengen Insulin ausschütten zu müssen. Dies wirkt einer möglichen Insulinresistenz entgegen, der Vorstufe von Diabetes Typ 2.

- **Darmbakterien beeinflussen die Gesundheit des Gehirns**
  Die Darmflora setzt sich aus über 1.000 verschiedenen Arten von Darmbakterien zusammen, die in den Wänden des Darms und in dessen Inhalt siedeln. Wir können das Milieu im Darm entweder begünstigen, indem wir Probiotika (Darmbakterien) und Präbiotika (Faserstoffe) konsumieren oder aber schädigen, indem wir Antibiotika einnehmen und eine faserstoffarme, aber zuckerreiche Ernährung pflegen. Die Darmflora ist essentiell für die Verdauung, die Kommunikation des Sättigungssignals, unsere Stimmung, die Produktion von Vitaminen, Hormonen und Fettsäuren, die Abwehr von gefährlichen Keimen und Giften sowie für die Stärkung des Immunsystems. Laut moderner neurologischer Forschung sind Darmbakterien auch in der Lage, die Gesundheit des Gehirns zu beeinflussen.

Die tägliche Empfehlung für die Aufnahme von Faserstoffen liegt für Erwachsene bei mindestens 25 Gramm. Besser sind 30-40 Gramm, um auch wirklich in den Genuss aller zuvor genannten Vorteile zu kommen. Zwei Hinweise noch zum Abschluss: Erhöhe Deine Faserstoffzufuhr langsam und schrittweise, um Verdauungsbeschwerden zu vermeiden und trinke über den Tag verteilt ausreichend reines Wasser (4 Prozent Deines Körpergewichts in Liter). Faserstoffe benötigen so wie alles im Körper Wasser, um ihr volles Potential entfalten zu können.

So beschließen wir Teil II und gehen in das finale dritte Kapitel. Auf Basis all dessen, was wir bisher erfahren haben, ist es an der Zeit, einige ausgewählte Lebensmittel genauer unter die Lupe zu nehmen. Diese nennen heilende Inhaltsstoffe ihr Eigen und repräsentieren somit genau das, was unseren Zellen wirklich essen wollen.

43. Die Psychosomatik (griechisch psyché = Seele, soma = Körper) ist die Wissenschaft von der Bedeutung psychischer Vorgänge für die Entstehung und den Verlauf von Krankheiten. Gewissermaßen das Überschwappen des seelischen Befindens auf die körperliche Ebene. Die Frage ist hier nie das „ob", sondern vielmehr das „wann" und „in welchem Ausmaß".

44. Body-Mass-Index (BMI).

45. Die gleichzeitige Verabreichung von zwei oder mehr Medikamenten mit den damit verbundenen Neben- und Wechselwirkungen. Oft ist die Einnahme solcher Pharmazeutika langfristig ausgelegt und führt zu einer Kettenreaktion an verschriebenen Arzneien, da immer nur Symptome und niemals Ursachen behandelt werden.

46. vgl. Tran 2023, abgerufen am 15.9.2024

47. vgl. Steinort 2020, abgerufen am 15.9.2024

48. vgl. Sperr / Gruber 2024, abgerufen am 15.9.2024

49. Yudkin 1972, 4

50. „Ich hoffe, dass ich Sie nach der Lektüre dieses Buches davon überzeugt habe, dass Zucker wirklich gefährlich ist. Zumindest hoffe ich, dass ich Sie davon überzeugt habe, dass er gefährlich sein könnte. Und nun fügen Sie die Tatsache – die unbestreitbare Tatsache – hinzu, dass weder Sie noch Ihre Kinder überhaupt Zucker oder damit hergestellte Lebensmittel oder Getränke zu sich nehmen müssen, um eine völlig gesunde und höchst nahrhafte Ernährung zu genießen."

51. Acrylamid entsteht beim Erhitzen von stärkehaltigen Lebensmitteln bei hohen Temperaturen (z. B. beim Braten von Pommes). Experimentelle Studien an Labortieren zeigen, dass es sowohl erbgutverändernd als auch krebserzeugend wirken kann.

52. Was ist eigentlich eine Kalorie? Es handelt sich um eine Maßeinheit für Energie. Die exakte Definition lautet: „1 Kalorie ist jenes Maß an Energie, das benötigt wird, um 1 Gramm Wasser um 1 Grad Celsius zu ernähren." Bereits 1948 wurde die Kalorie auf der Generalkonferenz für Masse und Gewichte in Paris durch Joule ersetzt, somit ist der Begriff eigentlich veraltet. Für die meisten Menschen sind aber auch heutzutage Kalorien in der täglichen Sprache noch die viel geläufigere Einheit. Eine Kalorie entspricht 4,186 Joule. Korrekter ist es übrigens, von Kilokalorien und Kilojoule zu sprechen, so finden sich die entsprechenden Werte auch auf den Nährwerttabellen abgepackter Nahrungsmittel.

53. Diese Angabe ist sehr grob und daher relativ zu betrachten. Die Menge der Kilokalorien hängt von vielen Faktoren wie Gewicht, Alter, Größe und Zielsetzung (Abnehmen, Halten oder Zunehmen) ab. Zudem ist Kalorie nicht gleich Kalorie, da die drei Makronährstoffe auch unterschiedlich verstoffwechselt werden.

54. Das Komplementsystem ist – so wie die Abwehrzellen und die Antikörper – ein Teil des Immunsystems. Generell gilt es festzuhalten, dass unser Immunsystem aus Proteinstrukturen besteht. Wir können also nur dann ein starkes Immunsystem unser Eigen nennen, wenn ausreichend Aminosäuren vorhanden sind.

55. DiNicolantonio / Mercola 2019, 35f.

56, Wenn Du auf der Online-Videoplattform YouTube die Schlagworte „Zucker, Werbung" eingibst, wirst Du als eines der ersten Suchergebnisse auf diesen Spot aus dem Jahre 1954 stoßen und Deinen Augen kaum trauen. Auch einige der weiteren Suchergebnisse sind übrigens empfehlenswert, wenn Du zum ungläubigen Schmunzeln angeregt werden möchtest.

57. DGE 2016, abgerufen am 4.2.2025

58. Möglicherweise lässt sich dieses Schema auch in die Gegenwart übertragen, wenn wir lediglich den federführenden Industriezweig bzw. das damit verbundene Produkt austauschen? Ich überlasse die Beantwortung dieser Frage der Kreativität des Lesers.

59. Weitere Informationen zur Kokosnuss findest Du in Kapitel 6.

60. Auch weitere Informationen zur Olive findest Du in Kapitel 6.

61. vgl. Raustein 2024, 21

62. Tatsächlich las ich vor einiger Zeit von einem Mann, der es sich zur persönlichen Mission gemacht hatte, ein Jahr lang Tag für Tag einen Marathon zu laufen – neben Familie und Beruf. Es gelang ihm, er schaffte 365 Marathons an ebenso vielen Tagen. Ich glaube jedoch, dass sein Mammutprojekt, dem Respekt und Anerkennung gebühren, als wenig repräsentativ für die Gesamtbevölkerung einzustufen ist.

63. vgl. Wührer 2015

64. Ross 2019, 158

65. Wührer 2015, 262

66. Gemeint sind hier zwar die USA, die Aussage trifft aber auch weitgehend – nicht zur Gänze, so fair dürfen wir uns selbst gegenüber sein – auf Europa zu.

67. Kalamian 2018, 303

68. Fife 2023, 129f.

69. Die Einfachzucker Desoxyribose bzw. Ribose werden zur Herstellung von Desoxyribonukleinsäure (DNA) bzw. Ribonukleinsäure (RNA) verwendet.

70. Ich verwende das Wort „müssen" nur selten und ungern, aber an dieser Stelle ist es durchaus angemessen.

71. Der Begriff *Low Carb* stammt aus dem Englischen und ist einfach die Abkürzung für „low carbohydrate", was „wenig Kohlenhydrate" bedeutet. Er hat sich auch im deutschen Sprachraum, der Anglizismen ja nicht abgeneigt ist, als gängige Bezeichnung für diese Ernährungsform etabliert.

72. Gegen eine ketogene Diät würden Störungen sprechen, welche die Fähigkeit des Körpers einschränken, Fett als Brennstoff zu nutzen. Darüber hinaus gibt es einige weitere Aspekte, die vor der Hinwendung zur Ketose Berücksichtigung finden sollten bzw. eine professionelle Begleitung empfehlenswert erscheinen lassen: Schwangerschaft, Stillzeit oder bestimmte Beschwerde- bzw. Krankheitsbilder gehören hier dazu. Darauf noch detaillierter einzugehen, würde den Rahmen dieses Buches sprengen, es existiert aber hierzu bereits hervorragende Literatur, die leicht greifbar ist.

73. Die Definitionen, was alles zu den Mikronährstoffen zu zählen ist, divergieren. Meine

Auslegung ist hier bewusst eine weite und bezieht z. B. auch die sekundären Pflanzenstoffe mit ein.

74. Zbikowski 2024, abgerufen am 9.2.25

75. diagnose:funk 2023, abgerufen am 9.2.25

76. Seefahrer litten in früheren Zeiten aus Gründen des Vitamin-C-Mangels häufig an Skorbut. Eine der bekanntesten Folgen davon war die Schwächung des Bindegewebes, was u.a. zu Zahnausfall führte. Letztlich mündete die Krankheit in den Tod.

77. ADEK ist in Anlehnung an eine fast gleichnamige Supermarktkette die Gedächtnisstütze für die Österreicher. Die deutschen Leser können unter leichter Umstellung und Verdopplung eines Vokals ihre eigene Supermarktkette daraus formen. Für die Schweizer und weiteren deutschsprachigen Leser aus anderen Nationen kann ich bis dato leider mit keiner derartigen Eselsbrücke dienen, bin aber für Vorschläge jederzeit offen.

78. Von Labor zu Labor sind die Referenzwerte unterschiedlich, aber 30-70 ng/ml ist nach wie vor sehr häufig anzutreffen.

79. Gemeint ist die Speicherform Calcidiol, die auf Blutbefunden als 25-OH-Vitamin D aufscheint.

80. Pfeifer 2024, 107

81. Für die Wissensdurstigen: Die bei diesem Zwischenschritt entstehende Substanz ist das Secosterol, das auch als Prävitamin D3 bezeichnet wird. Allerdings sind es meines Erachtens schon genug sehr spezifische und vermutlich für viele fremdartig klingende Namen, die auf diesen Buchseiten herumschwirren, daher ist eine Fußnote für diese Information völlig ausreichend.

82. vgl. Holick et. al. 2019, abgerufen am 18.2.25

83. Cholesterin hat leider und fälschlicherweise einen schlechten Ruf, ist aber ein unverzichtbares Molekül für die Membranen unserer Zellen und die Vorstufe für alle Steroidhormone (Cortisol, DHEA, Testosteron, Östrogen etc.) sowie für die für den Prozess der Fettverdauung notwendigen Gallensäuren. Entgegen der allgemeinen Annahme ist Cholesterin selbst kein Fett, sondern ein sogenannter Steroidalkohol. Wenn Du Dich in dieses Feld vertiefen möchtest, kann ich Dir das exzellente Buch „Der große Cholesterin-Schwindel" von Anthony Colpo.

84. Wobei diese Werte fließenden Veränderungen unterworfen sind und tendentiell im Laufe der letzten Jahrzehnte immer stärker gesenkt wurden, wodurch mehr Menschen zu Betroffenen von hohen Cholesterinwerten mutierten, die für sich alleine genommen allerdings keine hohe Aussagekraft besitzen.

85. Der globale Statin-Markt wurde 2023 auf ein Volumen von 16 Milliarden US-Dollar geschätzt und wird bei linearer Weiterentwicklung bis 2031 voraussichtlich auf 23 Milliarden US-Dollar anwachsen.

86. Seltener wird in Analogie zu den Makro- und Mikronährstoffen von den Mengenelementen auch als Makroelemente und von den Spurenelementen als Mikroelemente gesprochen.

87. Arsen ist durch Hollywood seit dem zeitlosen Filmklassiker „Arsen und Spitzenhäubchen“ (1944, Hauptrolle: Cary Grant) im kollektiven Bewusstsein als äußerst effektives Gift abgespeichert.

88. Das Membranpotential ist eine elektrische Spannung, die zwischen der Außen- und Innenseite einer Zellmembran besteht.

89. vgl. Friedinger 2011, 11f.

90. Bei pflanzlicher Nahrung müssen wir allerdings berücksichtigen, dass die Pflanzenzelle nur zu 0,3 Prozent aus Stickstoff besteht und die tierische Zelle zu 3 Prozent. Wir müssten also 10-mal so viel Pflanzenprotein wie tierisches Protein zu uns nehmen, um auf dieselbe Menge an stickstoffbedingtem Stoffwechselabfall zu kommen.

91. vgl. Friedinger 2011, 21

92. Wirf ggf. noch einmal einen Blick auf Kapitel 4.4 „Methylgruppen – die Lichtschalter auf unserer DNA“. Genau darum geht es hier: um epigenetische Steuerungsmechanismen und somit die reprogrammierbare und veränderbare Ebene unseres Erbgutes.

93. Ross 2017, 18

94. ebd., 20

95. Clayton 2013, 16

96. Ein Wissenschaftszweig, der sich eingehend mit dem Älterwerden und all dem, was damit einhergeht, beschäftigt.

97. In selteneren Fällen sind sie auch als Nahrungsergänzung klassifiziert, das ist jedoch die Ausnahme.

98. Vollkorngetreideprodukte sind eine Quelle für Faserstoffe, da sie im Gegensatz zu raffinierten Getreideprodukten noch alle Bestandteile des Getreidekorns, einschließlich der *Kleie* genannten faserstoffreichen Randschichten, enthalten.

TEIL III

HEILENDE ERNÄHRUNG

„Studiere die Natur, liebe die Natur,
sei der Natur immer nahe.
Sie wird Dich nie enttäuschen."

Frank Lloyd Wright (1867 – 1959)
Architekt und Schriftsteller

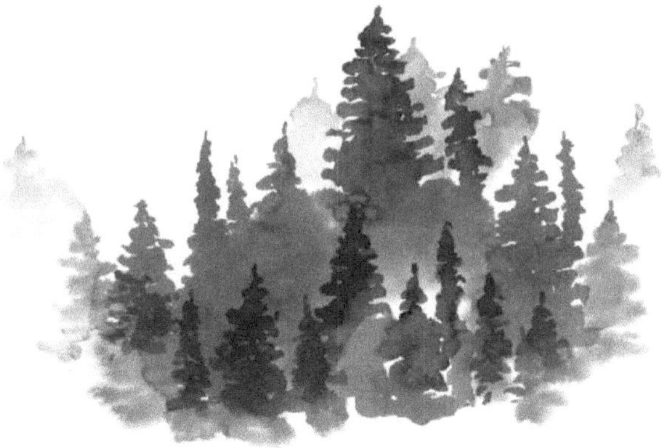

Die Natur wird uns nie enttäuschen – wenn wir es wagen, ihr unser Vertrauen zu schenken. Dies ist herausfordernder, als es klingen mag, denn unsere erzieherische Konditionierung weist eine gegenteilige Tendenz auf. Doch wir können gewiss sein, dass wir belohnt werden, wenn wir wieder lernen, den Pflanzen und den ihnen innewohnenden Kräften zu (ver)trauen: „Ernährung ist der Schlüssel zur Gesundheit und Pflanzenkräfte sind der Zündfunken, die unseren Stoffwechsel in Gang setzen und Energiezufuhr sowie Wohlbefinden sichern. Denn naturgemäße vollwertige Ernährung bewirkt eine positiv empfundene Umstimmung der individuellen Stoffwechsellage, die dann zur bewussten Umstellung der Ernährung führt. Schließlich wirken Pflanzenkräfte und unsere aktivierten Selbstheilungskräfte zusammen, wir spüren buchstäblich den Erfolg unserer Bemühungen, gesünder zu leben, und bleiben auch dabei – einfach, weil es uns damit sehr viel besser ergeht. Dabei handelt es sich keineswegs um einen Placeboeffekt: Wie entscheidend unser individueller Lebensstil, die Auswahl der Lebensmittel und die tägliche Ernährung unsere Gesundheit beeinflussen, haben die Forschungen zu Bioaktivstoffen, Darm-Mikrobiota und zum metabolischen Syndrom bestätigt.“[99]

Wir Menschen stehen mit Pflanzen in Resonanz. Und das ist nicht (nur) in einem spirituell-esoterischen Sinne zu verstehen, sondern vor allem genetisch. Die DNA von Pflanzen und Menschen ist zu 30-40 Prozent identisch. Daraus können wir ableiten, weshalb Phytowirkstoffe auf solch unnachahmliche Weise ihr Werk im menschlichen Organismus verrichten können. Sie finden sich aufgrund der genetischen Verwandtschaft bestens zurecht und wissen, was sie in und für die menschliche Zelle zu tun und – genauso wichtig – zu lassen haben. Wäre der letztgenannte Aspekt nicht der Fall, würden wir von „Nebenwirkungen“ sprechen. Nebenwirkungen sind ein Merkmal künstlich geschaffener Substanzen wie etwa Pharmazeutika. Ihnen ist die den Pflanzen innewohnende natürliche (also von der Natur gegebene) Intelligenz genommen worden bzw. hatten sie diese nie, woraus sich im menschlichen Körper eine erwünschte Hauptwirkung mit dem Pferdefuß einiger oder oft auch zahlreicher Nebenwirkungen ergibt.

Nicht zuletzt ist die Pharmazie ein verhältnismäßig junges Feld, das erst im Zuge der chemischen Industrialisierung vor zweihundert Jahren seinen ambivalenten Durchbruch vollziehen konnte. Die Natur- und Pflanzenheilkunde allerdings existiert seit unzähligen Jahrtausenden und lässt sich – durch die erhaltenen Keilschrifttafeln belegt – zurückverfolgen bis in die Zeit der ersten uns bekannten Hochkultur. Die Sumerer in Mesopotamien (das Zweistromland zwischen Euphrat und Tigris, heute Irak) waren weit fortgeschritten in der Kunst der *Medizin* im eigentlichen Sinne des Wortes: Das lateinische *medium* ist die „Mitte" und das griechische *kinein* bedeutet „bewegen" (man denke an bewegte Bilder im *Kino* oder *kinetische* Energie). Echte Medizin also, welche diesen Namen auch verdient, ist der Natur und den tatsächlich zugrundeliegenden Ursachen für Symptome und Beschwerden verpflichtet. Sie dient dazu, uns Menschen wieder in unsere Mitte zurückzubewegen, in die Homöostase also.

Der Orientalist Zecharia Sitchin schreibt dazu: „In Hunderten von sumerischen Inschriften kommen medizinische Ausdrücke und Redewendungen vor, die den sumerischen Ursprung der gesamten mesopotamischen Medizin bezeugen. Assurbanipals Bibliothek in Ninive enthielt eine medizinische Abteilung. Die Texte wurden in drei Gruppen eingeteilt: bultitu (‚Therapie'), schipir bel imti (‚Chirurgie') und urti maschmaschsche (‚Gebote und Beschwörungen'). (...) Die Kranken konnten in der sumerischen Zeit zwischen einem A.ZU (‚Wasserarzt') und einem IA.ZU (‚Ölarzt') wählen. Eine fast 5000 Jahre alte, in Ur ausgegrabene Tafel führt einen medizinischen Praktiker als ‚Lulu, der Doktor' auf. Es gab auch Tierärzte, entweder als ‚Ochsenärzte' oder als ‚Eselsärzte' bekannt. (...) Da sich die sumerischen medizinischen Texte mit Diagnose und Rezepten befassen, besteht kein Zweifel daran, daß der sumerische Arzt kein ‚Medizinmann' oder Zauberer war. Er verordnete Sauberkeit und Waschungen, heiße Bäder mit wasserlöslichen Mineralstoffen, Umschläge mit Heilkräutern, Einreibungen mit Erdölprodukten. Medikamente wurden aus Pflanzen und wasserlöslichen Mineralstoffen hergestellt. Sollten sie oral eingenommen werden, so wurde das Pulver mit Wein, Bier oder Honig gemischt; bei einem Einlauf in den Mastdarm mischte man es mit Pflanzenöl."[100]

Letztlich greift aber auch heute noch der Großteil der Weltbevölkerung für seine medizinische Grundversorgung auf pflanzliche Heilmittel zurück. Wir in Europa bzw. generell im westlichen Kulturkreis stellen diesbezüglich global betrachtet eher die Ausnahme denn die Regel dar, was sich auch in zahlreichen chronischen Volkskrankheiten niederschlägt: „Pflanzenheilkunde ist eine der ältesten Formen gesundheitlicher Versorgung, die die Menschheit kennt. Im Verlauf unserer Geschichte haben alle Kulturen in erster Linie Pflanzen als Heilmittel eingesetzt, und sie spielen auch heute noch in der Medizin eine bedeutende Rolle. Berichten der Weltgesundheitsorganisation zufolge sind etwa 75 Prozent der Weltbevölkerung für ihre medizinische Grundversorgung auf pflanzliche Mittel angewiesen. In einer Reihe von Ländern bilden Heilpflanzen sogar einen wichtigen Bestandteil des Gesundheitssystems.“[101]

Von den pflanzlichen Heilmitteln zur heilenden Ernährung schließlich ist es kein weiter Weg, ganz im Gegenteil. Erinnern wir uns an die bereits zu Beginn in der Einführung zitierten Worte von Hippokrates, die auch den Grundgeist aller auf diesen Seiten dargelegten Ausführungen widerspiegeln: „Eure Nahrungsmittel sollen Eure Heilmittel sein und Eure Heilmittel sollen Eure Nahrungsmittel sein!“ Dementsprechend ist ein Schlagwort, das sich heutzutage berechtigterweise großer Popularität erfreut, das sogenannte „Superfood“. Ein Superfood ist im hippokratischen Sinne ein Superlebensmittel, das mit einer außerordentlich hohen Vitalstoffdichte aufwarten kann und dadurch ein wahrer Segen für unsere Zellen ist. Tatsächlich finden wir diese Superfoods überall, wenn wir nur gewillt sind, die Augen dafür zu öffnen: „Die Welt ist voller Superfoods. Auch viele unserer einheimischen Obst- und Gemüsesorten zählen dazu.“[102]

Der folgende und letzte Teil dieses Buches hat einen lexikalischen Charakter und listet einige der gesündesten Lebensmittel der Welt auf. Diese differenzieren sich für eine bessere Übersichtlichkeit in vier Kategorien:

- **Heilende essbare Pflanzen** (z. B. Karotten oder Kokosnuss)
- **Heilende Kräuter und Gewürze** (z. B. Gewürznelke oder Salbei)
- **Heilende Samen und Nüsse** (z. B. Chia-Samen oder Walnüsse)
- **Heilende Pilze** (z. B. Chaga oder Zunderschwamm)

Erhebt diese Liste Anspruch auf Vollständigkeit? Natürlich nicht, das ist ob der Fülle an heilenden Nahrungsmitteln auf unserem Planeten – glücklicherweise, wie ich geneigt bin hinzuzufügen – ein Ding der Unmöglichkeit. Sie trägt schlicht und ergreifend viele der wirkmächtigsten Superfoods zusammen, derer wir uns im Sinne unserer optimalen Zellfunktionalität (alias Gesundheit) bedienen können und die für uns greifbar und somit im täglichen Leben auch anwendbar sind. Auf konkrete Rezepte verzichte ich an dieser Stelle übrigens, denn die Haute Cuisine ist, wie ich nicht verhehle, weniger meine Domäne. Hier gibt es berufenere Stimmen und wahre Schätze an Kochbüchern mit grandiosen Ideen, doch sind der persönlichen Inspiration und Kreativität letztlich keine Grenzen gesetzt, wenn es darum geht, aus den genannten Lebensmitteln köstliche Gerichte zu zaubern und sich und seinen Liebsten zu kredenzen.

99. Eschbach 2019, 40f.

100. Sitchin 2003 , 40f.

101. Winston / Maimes 2019, 20f.

102. Hamann 2021, 11

HEILENDE NAHRUNGSPFLANZEN

6.1.1 Avocado

Botanischer Name: Persea americana

Historisches: Der Avocadobaum stammt ursprünglich aus Südmexiko und Zentralamerika und wurde vor etwa 10.000 Jahren domestiziert. In den mesoamerikanischen Kulturen, wie bei den Azteken und Maya, symbolisierte die Avocado Fruchtbarkeit und Stärke und spielte eine wichtige Rolle in Ritualen und Zeremonien. Sie war ein wesentlicher Bestandteil der Ernährung aufgrund ihrer nahrhaften und ölreichen Eigenschaften und wurde traditionell auch in der Kosmetik für ihre pflegenden Eigenschaften verwendet. Archäologische Funde belegen die lange Geschichte der Avocado-Nutzung als Nahrungsquelle und Kulturgut.

Wesentliche Vitalstoffe: Carotinoide (Lutein und Zeaxanthin), Faserstoffe, Kalium, Magnesium, Phytosterole, ungesättigte Fettsäuren (insbesondere Ölsäure), Vitamin B_5 (Pantothensäure), Vitamin B_6, Vitamin B_9, Vitamin C, Vitamin E, Vitamin K.

Zellphysiologische Effekte: antioxidativ, augenschützend, blutdruckregulierend, blutzuckerregulierend, cholesterinsenkend, darmunterstützend, entzündungsregulierend, haarstärkend, hautpflegend, kreislaufunterstützend, verdauungsfördernd.

Anwendungsgebiete:
Präventiv: Unterstützung des Herz-Kreislaufsystems, Erhalt gesunder Haut und Haare, Förderung der Verdauung; *Therapeutisch:* Diabetes, Entzündungsregulation, Fettstoffwechsel, generelle Vitamin- und Mineralstoffversorgung, Gewichtsmanagement, Haarpflege, Hautpflege, Herzgesundheit, Krebsprävention, Stärkung des Immunsystems.

Dosierung: keine besonderen Hinweise.

Achtung: Avocados enthalten das Toxin Persin. Für Menschen ist es ungefährlich, jedoch für fast alle Haustiere und Fische giftig. Daher sollten Avocados nur für den menschlichen Verzehr verwendet werden.

6.1.2 Baldrianwurzel

Botanischer Name: Valeriana officinalis

Historisches: Baldrian ist seit der Antike als Heilpflanze bekannt und wurde von Hippokrates und Dioskurides zur Behandlung von Schlafstörungen und Nervosität empfohlen. Im Mittelalter galt er als „Allheilmittel" gegen Krämpfe, innere Unruhe und Epilepsie. Im Volksglauben wurde Baldrian auch als Schutzkraut gegen „böse Geister" eingesetzt. Heute zählt die Wurzel zu den am besten erforschten pflanzlichen Mitteln bei Schlafproblemen und nervöser Anspannung und wird weltweit in der Phytotherapie eingesetzt.

Wesentliche Vitalstoffe: Ätherische Öle (Bornylacetat, Valerenal, Valerenol), Sesquiterpene, Lignane, Alkaloide, Valerensäuren, Isovaleriansäure, Harze, Glykoside.

Zellphysiologische Effekte: beruhigend, schlaffördernd, krampflösend, angstlösend, nervenstärkend, muskelentspannend, schmerzstillend, stimmungsregulierend.

Anwendungsgebiete:
Präventiv: Förderung eines gesunden Schlafs, Beruhigung bei leichter innerer Unruhe; *Therapeutisch:* Schlafstörungen, innere Unruhe, Nervosität, Angstzustände, Stress, Magen-Darm-Krämpfe, Kopfschmerzen, nervöse Herzbeschwerden, Wechseljahrsbeschwerden.

Dosierung: Die Anwendung richtet sich nach der Zubereitungsform: Tee aus frischen oder getrockneten Pflanzenteilen 1-3 Tassen täglich; Tinkturen 1-3 ml täglich.

Achtung: Die Wirkung setzt nicht sofort ein, sondern baut sich über mehrere Tage bis Wochen regelmäßiger Anwendung auf. Überdosierung kann zu Kopfschmerzen, Magenbeschwerden oder Benommenheit führen. Nicht in Kombination mit Alkohol oder starken Beruhigungsmitteln verwenden.

6.1.3 Bärlauch

Botanischer Name: Allium ursinum

Historisches: Bärlauch hat eine lange Geschichte in der traditionellen Medizin und Kultur. Bereits in der Antike und im Mittelalter wurde er von Römern und germanischen Stämmen wegen seiner entgiftenden und heilenden Eigenschaften geschätzt. Medizinisch wurde Bärlauch zur Behandlung von Magen-Darm-Störungen, Bluthochdruck und zur Förderung der Durchblutung eingesetzt. Zusätzlich spielte er eine bedeutende Rolle in magischen Ritualen und symbolisierte in germanischen Kulturen Fruchtbarkeit und den Frühling.

Wesentliche Vitalstoffe: Allicin, ätherische Öle (Lauch- und Senföle), Calcium, Chlorophyll, Eisen, Flavonoide, Kalium, Polyphenole, Vitamin C.

Zellphysiologische Effekte: antiaggregatorisch (verhindert die Entstehung von Blutgerinnseln), antimikrobiell, antioxidativ, entgiftend, verdauungsfördernd.

Anwendungsgebiete:
Präventiv: Unterstützung der Herz-Kreislauf-Gesundheit, Förderung der Verdauung, Vorbeugung erhöhter Cholesterinwerte; *Therapeutisch:* blutende Wunden, Erkältungen und Bronchitis, gefäßbedingte Kopfschmerzen, Hauterkrankungen, Magen-Darm-Störungen, Krebsvorbeugung, Unterstützung der Nierenfunktion.

Dosierung: Die Anwendung richtet sich nach der Zubereitungsform: frische Blätter 5-10 g täglich, Tinktur 1-2 ml dreimal täglich, Pulver oder Kapseln 200-400 mg Allicin-Extrakt täglich.

Achtung: Die regelmäßige Verwendung von Bärlauch kann bei niedrigem Blutdruck und der Nutzung von Blutverdünnern problematisch sein und sollte vorher mit einem Arzt abgeklärt werden. Es besteht beim eigenhändigen Sammeln Verwechslungsgefahr mit giftigen Maiglöckchen oder Herbstzeitlosen. Personen mit einer Allergie gegen Lauchgewächse sollten Bärlauch meiden.

6.1.4 Beeren

Botanischer Name: Rubus idaeus (Himbeere), Vaccinium myrtillus (Heidelbeere), etc. (je nach Sorte)

Historisches: Verschiedene Beerensorten wie Erdbeeren, Himbeeren, Brombeeren, Heidelbeeren, Preiselbeeren, schwarze und rote Johannisbeeren, schwarzer Holunder, schwarze Maulbeeren sowie Ebereschen haben eine lange Geschichte in der Volksmedizin. Sie wurden traditionell zur Behandlung von Magen-Darm-Beschwerden, Fieber, Hauterkrankungen und als Antiseptika eingesetzt. Viele dieser Früchte enthalten wertvolle bioaktive Verbindungen wie Vitamin C, Anthocyane, Tannine und Arbutin. Über Jahrhunderte hinweg wurden und werden sie aufgrund ihrer mannigfaltigen gesundheitlichen und kulinarischen Vorteile geschätzt und genutzt. Während in Europa vor allem Erdbeeren, Himbeeren und Johannisbeeren kultiviert wurden, dominierten in Nordamerika Heidelbeeren, Preiselbeeren und schwarze Maulbeeren die traditionelle Nutzung.

Wesentliche Vitalstoffe: Ellagsäure, Faserstoffe, Flavonoide, Kalium, Kupfer, Magnesium, Mangan, Quercetin, Resveratrol, Tannine, Vitamin C.

Zellphysiologische Effekte: antioxidativ, entzündungsregulierend, immunstärkend.

Anwendungsgebiete:
Präventiv: Stärkung des Immunsystems; Schutz vor Augenproblemen und Sehschwäche; Unterstützung der Blutzuckerregulation; Förderung der Verdauung; allgemeine Gesunderhaltung von Haut und Gefäßen; *Therapeutisch:* Allergien; Fieber; grippale Infekte; Hauterkrankungen; Harnwegsinfekte und Blasenprobleme; Husten; Magen-Darm-Beschwerden; Rheuma und Gelenkschmerzen.

Dosierung: keine besonderen Hinweise.

Achtung: keine besonderen Hinweise.

6.1.5 Brennnessel

Botanischer Name: Urtica dioica

Historisches: Die Brennnessel wurde bereits in der Antike und im Mittelalter als vielseitiges Heilmittel geschätzt. Sie fand Anwendung bei rheumatischen Erkrankungen, Hautproblemen und Verdauungsbeschwerden, außerdem galt sie als Aphrodisiakum. Neben ihren medizinischen Eigenschaften wurde die Brennnessel auch als Faserpflanze zur Stoffherstellung genutzt, beispielsweise von den alten Germanen.

Wesentliche Vitalstoffe: Aminosäuren, Calcium, Flavonoide, Kalium, Magnesium, Omega-3-Fettsäuren (α-Linolensäure), Phosphor, Saponine, Silicium, Wurzelwirkstoffe.

Zellphysiologische Effekte: analgetisch, antioxidativ, antispasmodisch, diuretisch, entzündungsregulierend, immunmodulierend.

Anwendungsgebiete:
Präventiv: Unterstützung der Entgiftung, Förderung der Verdauung, Stärkung von Haarwuchs und Immunsystem; *Therapeutisch:* chronische Müdigkeit, Gelenkschmerzen, Harnwegsprobleme und Harnwegsinfekte, Hautprobleme (allergische Ausschläge, Juckreiz, Nesselsucht, Insektenstiche, Verbrennungen), Leber- und Gallenleiden, Prostatabeschwerden, Rheumatismus, Stress.

Dosierung: Die Anwendung richtet sich nach der Zubereitungsform: Tee aus frischen oder getrockneten Blättern 2-3 Tassen täglich; Tinktur 1-2 ml dreimal täglich; Blätter als Gemüsebeilage 50-100 g pro Tag.

Achtung: Vorsicht bei Berührung mit den Brennhaaren, da diese Histamin und Ameisensäure absondern und Hautreizungen verursachen können.

6.1.6 Brokkoli

Botanischer Name: Brassica oleracea var. italica

Historisches: Brokkoli hat seinen Ursprung im Mittelmeerraum und wurde bereits im 6. Jahrhundert v. Chr. von den Römern kultiviert. In der Antike und im Mittelalter diente er vor allem als nährstoffreiches Lebensmittel und war aufgrund seines hohen Vitamingehalts ein wichtiger Bestandteil der Ernährung. Die Vorzüge der Brassica-Familie waren allgemein anerkannt, wodurch auch Brokkoli als gesundheitsfördernd betrachtet wurde. Die moderne Forschung bestätigt seinen Nutzen durch reichhaltige sekundäre Pflanzenstoffe, die antioxidative und entzündungshemmende Eigenschaften besitzen.

Wesentliche Vitalstoffe: Beta-Carotin, Calcium, Eisen, Erucin, Faserstoffe, Flavonoide, Glucobrassicin, Glucoraphanin, Glucosinolate, Isothiocyanate, Kampferol, Kalium, Lutein, Mangan, Natrium, Neoxanthin, Phosphor, Polyphenole, Quercetin, Sulforaphan, B-Vitamine, Vitamin C, Vitamin K, Violaxanthin, Zeaxanthin, Zink.

Zellphysiologische Effekte: antioxidativ, entgiftend, krebspräventiv, stoffwechseloptimierend.

Anwendungsgebiete:
Präventiv: Unterstützung des Immunsystems, Krebsprävention, Schutz vor oxidativem Stress und UV-Schäden; *Therapeutisch:* Abwehrschwäche, Entzündungen, Erkältungsprävention, Verdauungsbeschwerden, Entgiftung.

Dosierung: keine besonderen Hinweise.

Achtung: Einige Menschen können allergisch auf Brokkoli reagieren bzw. Unverträglichkeiten gegenüber bestimmten Inhaltsstoffen haben. Symptome können Hautausschlag, Juckreiz oder Magen-Darm-Beschwerden sein. Brokkoli enthält zudem Vitamin K, das die Wirkung von pharmazeutischen Blutgerinnungshemmern beeinflussen kann.

6.1.7 Cannabis (THC)

Botanischer Name: Cannabis sativa L. / Cannabis indica Lam. (je nach Sorte)

Historisches: Über 5.000 Jahre lang hat Cannabis Kulturen auf mehreren Kontinenten geprägt. In China, Indien, Ägypten, Griechenland, dem Nahen Osten und Europa wurde sie als vielseitiges Nutz- und Heilmittel eingesetzt – von Nahrung über Kleidung bis zu medizinischen und spirituellen Zwecken. Im 20. Jahrhundert wurde sie jedoch kriminalisiert, obwohl die Risiken im Vergleich zu Alkohol oder Tabak gering waren. Die Verbote verdrängten Hanfproduktion und medizinische Nutzung vom Markt, während andere Industrien von der frei gewordenen Lücke profitierten. Die Baumwollindustrie konnte ihre Textilien ohne Konkurrenz ausbauen, die petrochemische Industrie etablierte Ersatzprodukte aus Erdöl wie Kunststoffe, Farben und Fasern, und die Pharmaindustrie nutzte das Verbot, um patentierbare chemische Medikamente zu fördern, während natürliche Cannabispräparate weitgehend verdrängt wurden – ein wissenschaftlicher Irrtum, der die Pflanze jahrzehntelang marginalisierte, wurde schließlich 2017 korrigiert.

Wesentliche Vitalstoffe: THC (Tetrahydrocannabinol), CBD (Cannabidiol), CBG (Cannabigerol), CBC (Cannabichromen), Terpene (z. B. Myrcen, Limonen, Pinen), Flavonoide, ätherische Öle.

Zellphysiologische Effekte: analgetisch, entzündungshemmend, antiepileptisch, neuroprotektiv, anxiolytisch, antispastisch, antioxidativ, appetitanregend, schlaffördernd, immunmodulierend, psychoaktiv.

Anwendungsgebiete:
Präventiv: Unterstützung der allgemeinen Entspannung, Förderung gesunden Schlafs; *Therapeutisch:* Schmerzen, Entzündungen, Schlafstörungen, Angstzustände, Spastiken, Appetitverlust, Übelkeit, chronische Erkrankungen wie Fibromyalgie, Multiple Sklerose, krebsassoziierte Symptome.

Dosierung: Sollte individuell angepasst werden. Beginnt häufig niedrig und kann nach therapeutischer Rückmeldung gesteigert werden. Eine ärztliche Beratung ist empfohlen.

Achtung: Cannabisblüten enthalten psychoaktives THC. Wirkung und Dosierung variieren stark je nach Sorte, Anbau und Verarbeitungsform. Nicht für Minderjährige, Schwangere oder Menschen mit bestimmten psychischen Erkrankungen geeignet. Kann bei Überdosierung zu Schwindel, Übelkeit, Herzklopfen, Angstzuständen oder Halluzinationen führen.

6.1.8 Chlorella

Botanischer Name: Chlorella vulgaris (bzw. je nach Gattung)

Historisches: Die Mikroalge Chlorella ist eine der ältesten bekannten Lebensformen der Erde und wurde 1889 von dem niederländischen Mikrobiologen Martinus Willem Beijerinck entdeckt. Sie spielte eine entscheidende Rolle in der Entwicklung des Lebens, indem sie durch Photosynthese die Atmosphäre mit Sauerstoff anreicherte und so die Entstehung höheren Lebens ermöglichte. Traditionell von Urvölkern in Südamerika und Asien als Nahrungsquelle genutzt, wird Chlorella heute weltweit als Nahrungsergänzungsmittel, in Kosmetika und in der Aquakultur eingesetzt. Sie ist reich an Proteinen, Chlorophyll, Vitaminen und Mineralien, was sie zu einer vielseitigen und nährstoffreichen Ressource macht.

Wesentliche Vitalstoffe: Carotinoide, Chlorophyll, essentielle Mineralstoffe, Faserstoffe, hoher Proteinanteil, Omega-3-Fettsäuren, Vitamin B_6, Vitamin B_{12}, Vitamin C.

Zellphysiologische Effekte: antibakteriell, antioxidativ, antitumoral, entzündungsregulierend, immununterstützend, reinigend/entschlackend, verdauungsfördernd.

Anwendungsgebiete:
Präventiv: Stärkung des Immunsystems; Förderung der Darmgesundheit; antioxidativer Zellschutz; Unterstützung eines stabilen Blutzuckerspiegels;
Therapeutisch: Wundheilung; Regulierung des Cholesterinspiegels; Verdauungsstörungen; stoffwechselbedingte Beschwerden; Entgiftung.

Dosierung: Mit niedriger Dosis beginnen und nur langsam erhöhen, um eine Überforderung des Organismus zu vermeiden.

Achtung: Chlorella ist am wirksamsten, wenn die Zellwände aufgeschlossen sind, um eine möglichst vollständige Aufnahme der wertvollen Inhaltsstoffe zu garantieren. So dies der Fall ist, wird das Produkt immer entsprechend gekennzeichnet sein, da es sich um ein Qualitätsmerkmal handelt. Ist davon nicht explizit die Rede, kannst du davon ausgehen, dass die Zellwände geschlossen und die Bioverfügbarkeit daher reduziert ist. Zudem kann die Einnahme bei anfänglich zu hoher Dosierung zu verstärkten Entgiftungserscheinungen wie Übelkeit, Kopfschmerzen, Erbrechen und Durchfall führen.

6.1.9 Ginseng

Botanischer Name: Panax ginseng

Historisches: Ginseng besitzt eine über 2000-jährige Geschichte in der traditionellen chinesischen Medizin und wurde als allgemeines Tonikum sowie Adaptogen genutzt. Es diente der Stärkung der Lebenskraft, der Anpassung an Stress und der Behandlung verschiedener gesundheitlicher Beschwerden. Der botanische Name Panax bedeutet „allheilend" und unterstreicht seine vielfältigen medizinischen Anwendungen. Später fand seine Nutzung auch in anderen Kulturen, insbesondere in Nordamerika, Verbreitung.

Wesentliche Vitalstoffe: Aminosäuren, B-Vitamine, Calcium, Eisen, Ginsenoside, Kalium, Kupfer, Magnesium, Mangan, Polysaccharide, Selen, Vitamin C, Zink.

Zellphysiologische Effekte: antioxidativ, antitumoral, aphrodisierend, blutzuckerregulierend, entzündungsregulierend, immunstärkend, kognitiv unterstützend, psychisch stabilisierend, stressreduzierend.

Anwendungsgebiete:
Präventiv: Unterstützung des Immunsystems, Verbesserung der Stressresistenz, Förderung der geistigen Leistungsfähigkeit; *Therapeutisch:* Diabetes, Entzündungen, Müdigkeit, Schwäche und Erschöpfung (Fatigue), Herz-Kreislauf-Beschwerden, Sexualität und Erektionsstörungen, Konzentrations- und Gehirnfunktion, Energiehaushalt, Stressabbau.

Dosierung: Die Anwendung richtet sich nach der Zubereitungsform: frische oder getrocknete Wurzel 1-2 g täglich; Tinkturen 1-2 ml dreimal täglich; Kapseln oder Pulver 200-400 mg standardisierter Ginseng-Extrakt täglich.

Achtung: Die regelmäßige Verwendung von Ginseng kann bei niedrigem Blutdruck und der Nutzung von Blutverdünnern und Antidiabetika problematisch sein und sollte vorher mit einem Arzt abgeklärt werden. Ebenso kann der übermäßige Gebrauch zu Schlafstörungen, Nervosität oder Kopfschmerzen führen

6.1.10 Gojibeeren

Botanischer Name: Lycium barbarum

Historisches: Gojibeeren, auch Wolfsbeeren genannt, stammen ursprünglich aus Ostasien und haben eine lange Tradition in der asiatischen Küche und Medizin. Seit mindestens dem 3. Jahrhundert werden sie in der traditionellen chinesischen, japanischen und koreanischen Medizin verwendet, insbesondere zur Unterstützung der Augen, des Immunsystems und der allgemeinen Vitalität. Hauptsächlich werden sie in der Ningxia-Region in China kultiviert, wo ihr Anbau seit über 700 Jahren erfolgt und ein jährliches Erntefest zur Feier abgehalten wird. Bis heute werden Gojibeeren für ihre vielfältigen gesundheitlichen Vorteile geschätzt und spielen eine wichtige kulturelle und wirtschaftliche Rolle in der Region.

Wesentliche Vitalstoffe: Alkaloide, Aminosäuren, Carotinoide (Lutein und Zeaxanthin), Cumarine, Eisen, Ellagsäure, Flavonoide, Kupfer, Polysaccharide, Steroide, Terpenoide, Vitamin $B_1/B_2/B_6$, Vitamin C, Zink.

Zellphysiologische Effekte: antimikrobiell, antioxidativ, antitumoral, blutzuckerregulierend, entzündungsregulierend, verdauungsfördernd.

Anwendungsgebiete:
Präventiv: Unterstützung der Augen und Sehfähigkeit; Anti-Aging; Stärkung des Immunsystems; Schutz von Herz, Leber und Nieren; Regulierung des Blutdrucks und Cholesterinspiegels; Förderung der Darmflora; Verbesserung der Schlafqualität; Schutz vor neurodegenerativen Krankheiten (z. B. Alzheimer); *Therapeutisch:* Hautbildverbesserung; Gewichtsreduktion; Behandlung von Depression und Angstzuständen; Kopfschmerzen; Herz-Kreislauf-Beschwerden; Krebsprävention.

Dosierung: Eine Handvoll getrockneter Gojibeeren täglich; zur besseren Verzehrbarkeit können sie vorher in Wasser eingeweicht werden.

Achtung: Die beste Qualität bieten Ningxia-Gojibeeren in biologischer Qualität. Gegebenenfalls sollte mit dem Hersteller abgeklärt werden, ob die Beeren tatsächlich aus der Ningxia-Region stammen.

6.1.11 Granatapfel

Botanischer Name: Punica granatum

Historisches: Der Granatapfel stammt ursprünglich aus dem heutigen Iran, Armenien und Nordindien und wird seit etwa 5.000 Jahren kultiviert. In vielen Völkern galt er als Symbol für Fruchtbarkeit, Reichtum und Macht und spielte eine bedeutende Rolle in Mythologien und religiösen Kontexten. Zudem wurde der Granatapfel aufgrund seiner antiseptischen und entzündungsregulierenden Eigenschaften medizinisch genutzt und als Nahrungsmittel sowie Farbstoff verwendet. Archäologische Funde belegen seine verbreitete Nutzung und kulturelle Bedeutung in verschiedenen Regionen.

Wesentliche Vitalstoffe: Anthocyanine, Beta-Carotin, Ellagsäure, Flavonoide, Gallotannine, Mineralstoffe, Punicalagin, Punicinsäure, Vitamin C.

Zellphysiologische Effekte: antimikrobiell, antioxidativ, antitumoral, entzündungsregulierend, gefäßschützend, neuroprotektiv.

Anwendungsgebiete:
Präventiv: Schutz des Herz-Kreislauf-Systems; Förderung der Gefäßgesundheit; antioxidativer Zellschutz; Haut- und UV-Schutz; Unterstützung des Fettstoffwechsels; Stabilisierung des Blutzuckerspiegels; *Therapeutisch:* Diabetes; Durchfall; Wundheilung; Zahnfleischerkrankungen; Hautschutz; Haarpflege; Behandlung von Geschwüren, Halsschmerzen und Prostata-Beschwerden.

Dosierung: Die Anwendung richtet sich nach der Zubereitungsform:
1/2-1 Granatapfel täglich, 100-200 ml Saft; bei Extrakten den Herstellerangaben folgen.

Achtung: Die regelmäßige Verwendung von Granatapfel kann bei der Einnahme von Blutgerinnungshemmern problematisch sein und sollte vorher mit einem Arzt abgeklärt werden. Ebenso kann der übermäßige Gebrauch zu Magen-Darm-Beschwerden führen.

6.1.12 Grüner Tee

Botanischer Name: Camellia sinensis

Historisches: Die Teepflanze stammt aus Ostasien und ist seit etwa 5.000 Jahren in China bekannt. Sie wurde zunächst in den südchinesischen Hochlagen kultiviert und verbreitete sich später weltweit. In der traditionellen chinesischen Medizin wurde Tee für seine heilenden Eigenschaften geschätzt, wobei besonders die Polyphenole und Antioxidantien wie Catechine und Epigallocatechingallat gesundheitliche Vorteile bieten. Seit Jahrtausenden ist Camellia sinensis sowohl als Genuss- als auch als Heilmittel in verschiedensten asiatischen Kulturen etabliert.

Wesentliche Vitalstoffe: Calcium, Koffein, Kalium, Kupfer, Mangan, Polyphenole (insbesondere Catechine und Flavanole wie Epigallocatechingallat), Theanin, Vitamin A, Vitamin B, Zink.

Zellphysiologische Effekte: antibakteriell, antioxidativ, beruhigend, entzündungsregulierend, gedächtnisfördernd, immunstärkend, kreislaufstimulierend.

Anwendungsgebiete:
Präventiv: Unterstützung des Herz-Kreislauf-Systems, Stabilisierung der Zellvitalität, Krebsprävention, Gewichtsmanagement, Schutz vor oxidativem Stress; *Therapeutisch:* Blutdruck- und Blutzuckerregulierung, Cholesterinspiegel, Fettleber, Fettstoffwechsel, Hautpflege, Knochenstärkung, Zahngesundheit.

Dosierung: Die Anwendung richtet sich nach der Zubereitungsform: Tee aus 2-3 g getrockneten Blättern pro Tasse, 1-4 Tassen täglich; Extrakte oder Kapseln nach Herstellerangabe.

Achtung: Die regelmäßige Verwendung von grünem Tee kann bei der Einnahme von Blutgerinnungshemmern problematisch sein und sollte vorher mit einem Arzt abgeklärt werden. Aufgrund des Koffeingehalts kann Grüner Tee bei hohen Mengen zu Unruhe, Nervosität, Herzklopfen oder Schlafstörungen führen. Bei empfindlichen Personen oder auf nüchternen Magen können Übelkeit oder Magenreizungen auftreten. Die Einnahme am späten Nachmittag sollte vermieden werden.

6.1.13 Honig

Botanischer Name: Apis mellifera

Historisches: Honig begleitet den Menschen seit Jahrtausenden, von den sonnendurchfluteten Bienenstöcken Ägyptens über die Heilkundepraxis der griechischen Ärzte bis zu mittelalterlichen Klöstern Europas. Als „flüssiges Gold" war er Nahrung, Medizin und Konservierungsmittel zugleich. Im Mittelalter fand Honig vielfältige Verwendung in Medizin, Ernährung und Kosmetik. Unter diesen ist Manukahonig hervorzuheben, dessen hoher Methylglyoxal-Gehalt besonders für die Wundheilung und den Schutz von Schleimhäuten therapeutisch genutzt wird.

Wesentliche Vitalstoffe: Glycose, Fructose, Wasser, Aminosäuren, Vitamine (B_1, B_2, B_6, C), Mineralstoffe (Calcium, Magnesium, Kalium, Zink), Polyphenole, Flavonoide, Methylglyoxal (insbesondere Manuka-Honig), Enzyme (z. B. Glycoseoxidase).

Zellphysiologische Effekte: antibakteriell, antimykotisch, antiviral, entzündungshemmend, antioxidativ, wundheilungsfördernd, immunmodulierend, schmerzlindernd, feuchtigkeitsspendend, geweberegenerierend.

Anwendungsgebiete:
Präventiv: Stärkung der Schleimhautbarriere, Unterstützung der Immunfunktion, Vorbeugung leichter Infekte der Haut und Schleimhäute;
Therapeutisch: akute und chronische Wunden, Verbrennungen, Hautgeschwüre, Dekubitus (Druckgeschwür), Schnitt- und Schürfwunden, Entzündungen der Mund- und Rachenschleimhaut, Husten und Infektionen der Atemwege, Magen-Darm-Beschwerden.

Dosierung: Die Anwendung richtet sich nach der Zubereitungsform: direkt auf die Wunde auftragen, bei Schleimhaut-oder Magen-Darm-Anwendungen 1-2 Teelöffel täglich einnehmen.

Achtung: Nicht für Säuglinge unter 12 Monaten geeignet (Risiko Botulismus). Bei Allergie gegen Bienenprodukte oder Pollen vorsichtig anwenden.

6.1.14 Karfiol (Blumenkohl)

Botanischer Name: Brassica oleracea var. botrytis

Historisches: Karfiol bzw. Blumenkohl stammt aus der mediterranen Region und entstand vor etwa 2.500 Jahren durch selektive Züchtung von Brokkoli (daher auch fast derselbe botanische Name). Im Mittelalter wurde er mit der Insel Zypern in Verbindung gebracht und von arabischen Botanikern genau beschrieben. Karfiol fand sowohl in der Ernährung als auch in der Volksmedizin Anwendung, beispielsweise zur Behandlung von Hundebissen und zur Linderung der Nachwirkungen von Alkoholkonsum. Im 16. Jahrhundert verbreitete sich Karfiol über Italien in andere europäische Länder und wurde insbesondere in der französischen Küche populär.

Wesentliche Vitalstoffe: Antioxidantien, Faserstoffe, Folsäure, Glucosinolate, Isothiocyanate, Mineralstoffe, Phytochemikalien, Vitamin C, Vitamin K.

Zellphysiologische Effekte: antioxidativ, antitumoral, DNA-schützend, entgiftend, entzündungsregulierend, immunmodulierend, zellregenerativ, zellschützend.

Anwendungsgebiete:
Präventiv: Unterstützung des Herz-Kreislaufsystems; Förderung der Darm- und Verdauungsgesundheit; Stärkung des Immunsystems; Schutz von Haut, Gehirn und Nervensystem; Knochengesundheit; Krebsprävention;
Therapeutisch: Blutdruckregulation; Entzündungen; Entgiftung; Schwangerschaftsbegleitung; Behandlung von Verdauungsproblemen.

Dosierung: keine besonderen Hinweise.

Achtung: In seltenen Fällen sind allergische Reaktionen möglich. Der Verzehr in sehr großen Mengen kann zudem bei empfindlichen Verdauungssystemen zu Magen-Darm-Beschwerden führen.

6.1.15 Karotten (Möhren)

Botanischer Name: Daucus carota subsp. sativus

Historisches: Die Karotte stammt ursprünglich aus Zentralasien und Afghanistan und verbreitete sich durch die Kreuzung verschiedener wilder Möhrenarten. Seit der Antike wurde sie sowohl als Arzneipflanze zur Behandlung von Durchfall, Nierenbeschwerden und zur Förderung der Menstruation genutzt als auch in der Küche sehr geschätzt. Im Mittelalter und der Frühen Neuzeit spielte sie eine wichtige Rolle in der Medizin und als Futterpflanze, wobei sich ihre Farbvarianten von gelb über rotviolett bis hin zur heute beliebten orangefarbenen Karotte entwickelten. Ihre vielseitigen Eigenschaften machten sie zu einem bedeutenden kulturellen und ökonomischen Gut.

Wesentliche Vitalstoffe: Alpha-Carotin, Beta-Carotin, Biotin, Faserstoffe, Folsäure, Kalium, Lutein, Vitamin B_6, Vitamin C, Vitamin K.

Zellphysiologische Effekte: antibakteriell, antifungal, antioxidativ, harntreibend, verdauungsfördernd.

Anwendungsgebiete:
Präventiv: Unterstützung der Sehkraft, Stärkung des Immunsystems, Schutz der Leber und Nieren, Förderung des Stoffwechsels und der Verdauung; *Therapeutisch:* Anämie, Blutzuckerspiegelregulierung, Förderung von Blutbildung und Zahngesundheit, Cholesterin, Depression, Durchfall, Harnwegsbeschwerden, Hautgesundheit, Konzentrationsstörungen, Menstruationsprobleme, Wundheilung.

Dosierung: Die Anwendung richtet sich nach der Zubereitungsform: Tee aus frischen oder getrockneten Pflanzenteilen 1-3 Tassen täglich; Tinkturen 1-3 ml täglich, ätherisches Öl z. B. einige Tropfen topisch auf die Haut.

Achtung: Karotten sind auch als ätherisches Öl anwendbar. Es kann bei empfindlicher Haut Reizungen hervorrufen. Nicht in Schwangerschaft, Stillzeit oder bei Kindern unter 6 Jahren ohne ärztliche Rücksprache verwenden.

6.1.16 Kokosnuss

Botanischer Name: Cocos nucifera

Historisches: Die Kokospalme stammt ursprünglich aus Melanesien und Polynesien und wurde vor über 3.000 Jahren in tropische Regionen weltweit verbreitet. Als „Baum des Lebens“ bietet sie vielfältige Nutzungsmöglichkeiten, darunter Nahrung, Baumaterialien, Fasern und Brennstoff. Traditionell finden Kokosprodukte in der Medizin Verwendung, insbesondere in asiatischen Kulturen, wo sie wegen ihrer nahrhaften und heilenden Eigenschaften geschätzt werden. Wirtschaftlich ist die Kokospalme ein bedeutender Rohstofflieferant für Kokosöl, Kopra (das getrocknete Kernfleisch) und Fasern.

Wesentliche Vitalstoffe: Eisen, Kalium, Magnesium, Mittelkettige Fettsäuren (Laurinsäure, Myristinsäure, Caprylsäure, Caprinsäure), Natrium, Tocopherole, Vitamin B_5, Vitamin E.

Zellphysiologische Effekte: antimikrobiell, antimykotisch, antioxidativ, energiespendend, feuchtigkeitsspendend, immunstärkend.

Anwendungsgebiete:
Präventiv: Stärkung des Immunsystems; Unterstützung von Herz, Leber, Nieren und Schilddrüse; Förderung des Stoffwechsels; Schutz des Nervensystems; Haut- und Haarpflege; *Therapeutisch:* Cholesterinregulation; Energieversorgung; Verbesserung der Haarstruktur; Unterstützung des Muskelaufbaus; Ausgleich des Mikrobioms.

Dosierung: keine besonderen Hinweise.

Achtung: Kokosfett ist aufgrund seines hohen Anteils an Laurinsäure (ca. 50 %) besonders hitzestabil. Laurinsäure ist eine gesättigte Fettsäure, die teilweise wie eine mittelkettige Fettsäure direkt über die Pfortader zur Leber transportiert und rasch zur Energiegewinnung verstoffwechselt wird.

6.1.17 Königskerze

Botanischer Name: Verbascum thapsus

Historisches: Die Königskerze ist seit der Antike in Europa bekannt und galt als „Lichtpflanze", da ihre Blütenfackeln als natürliche Lampen dienten. In der Volksmedizin wurde sie traditionell zur Behandlung von Atemwegserkrankungen, Husten und Heiserkeit eingesetzt. Schon Dioskurides und Hippokrates beschrieben ihre Verwendung bei Lungenleiden. Im Mittelalter galt sie als Schutzpflanze gegen böse Geister und wurde in Haus und Stall aufgehängt. In der modernen Pflanzenheilkunde wird die Königskerze vor allem für ihre reizlindernde und entzündungshemmende Wirkung auf Schleimhäute geschätzt.

Wesentliche Vitalstoffe: Aucubin, Flavonoide (Apigenin, Luteolin), Harze, Gerbstoffe, Glykoside, Hesperidin, Schleimstoffe, Saponine, Triterpene, Xantophylle, Vitamin C.

Zellphysiologische Effekte: antibakteriell, entzündungshemmend, antioxidativ, antiviral, auswurffördernd, reizlindernd, schleimlösend, wundheilungsfördernd, immunmodulierend.

Anwendungsgebiete:
Präventiv: Unterstützung der Atemwege, Vorbeugung von Husten oder Erkältungen; *Therapeutisch:* Asthma, Bronchitis, Erkältungen, Husten, Halsentzündungen, Heiserkeit, Keuchhusten, Lungenleiden, Mandelentzündungen, Reizhusten, Schnupfen.

Dosierung: Die Anwendung richtet sich nach der Zubereitungsform: Tee aus frischen oder getrockneten Blüten 1-3 Tassen täglich, Tinkturen 1-3 ml.

Achtung: Nur die Blüten verwenden, da die Blätter feine Härchen enthalten, die Haut- und Schleimhautreizungen verursachen können.

6.1.18 Löwenzahn

Botanischer Name: Taraxacum officinale

Historisches: Löwenzahn wurde bereits in der Antike und im Mittelalter als Heilmittel in verschiedenen Kulturen genutzt. Seine medizinischen Anwendungen umfassen diuretische Eigenschaften zur Förderung der Nierenfunktion, die Behandlung von Leberbeschwerden und die allgemeine Stärkung der Gesundheit. Zudem spielt der Löwenzahn eine bedeutende Rolle in der Ernährung, indem junge Blätter und Wurzeln als essbare Zutaten verwendet werden, und unterstützt die Honigproduktion durch seine Blüten. Durch die Einführung nach Nordamerika verbreitete sich der Löwenzahn weltweit und wird heute in vielen Regionen geschätzt.

Wesentliche Vitalstoffe: Bitterstoffe, Calcium, Eisen, Inulin, Mangan, Phenole, Taraxalisin, Terpenoide, Vitamin A, Vitamin C, Vitamin K.

Zellphysiologische Effekte: antioxidativ, verdauungsanregend, krampflösend, entzündungsregulierend, immunstärkend.

Anwendungsgebiete:
Präventiv: Unterstützung der Leber- und Nierenfunktion; Förderung der Verdauung; Stärkung des Immunsystems; Hautschutz; *Therapeutisch:* Gallenprobleme; Gicht; Leberbeschwerden; Nierenunterstützung; Rheuma; Verdauungsbeschwerden.

Dosierung: keine besonderen Hinweise.

Achtung: Nicht anwenden bei Gallenwegs- oder Dünndarmverschluss. Vorsicht bei Verwendung des Milchsafts der frischen Pflanzen, dieser kann Kontaktallergien mit sich bringen. Bitterstoffe können zur Übersäuerung des Magens führen, daher ist bei bestehenden Magenbeschwerden eine maßvolle Anwendung empfohlen.

6.1.19 Olive

Botanischer Name: Olea europaea

Historisches: Der Olivenbaum wurde vor etwa 6.000 Jahren in Regionen wie der Levante, Albanien und Griechenland domestiziert. In der Antike war Olivenöl ein wesentlicher Bestandteil der Ernährung und wurde vielfältig in Heilkunde, Körperpflege, Kosmetik sowie in kultischen und alltäglichen Anwendungen genutzt. Zudem hatte der Olivenbaum eine große symbolische Bedeutung als Zeichen für Frieden und Fruchtbarkeit. Auch im Mittelalter und in späteren Zeiten blieb der Olivenanbau ein zentraler Bestandteil der mediterranen Kultur und Landwirtschaft.

Wesentliche Vitalstoffe: Hydroxytyrosol, Polyphenole, Tyrosol, ungesättigte Fettsäuren (Omega-3, Omega-6, Omega-9), Vitamin E.

Zellphysiologische Effekte: antibakteriell, antioxidativ, antitumoral, entzündungsregulierend, kardioprotektiv, neuroprotektiv.

Anwendungsgebiete:
Präventiv: Unterstützung der Herzgesundheit; Schutz der Blutgefäße; antioxidativer Zellschutz; Förderung der Gehirngesundheit und Gedächtnisleistung; Schutz von Haut und Haaren; *Therapeutisch:* Blutdruckregulation; Cholesterinsenkung; Diabetesmanagement; Verdauungsförderung; Magenschutz; Thromboseprophylaxe; Unterstützung bei Gewebeschäden; krebsbegleitend; Verzögerung der Zellalterung

Dosierung: keine besonderen Hinweise.

Achtung: Olivenöl ist aufgrund seines hohen Anteils an einfach ungesättigter Ölsäure (ca. 70-75 %) und der zusätzlichen Polyphenole relativ hitzestabil, dennoch sollte die Temperatur beim Braten 180 °C nicht überschreiten.

6.1.20 Rote Rüben (Bete)

Botanischer Name: Beta vulgaris subsp. vulgaris

Historisches: Rote Rüben haben eine lange Geschichte als Nahrungs- und Heilmittel, die bis in die Antike zurückreicht. Der im alten Rom berühmte Arzt Galenos betrachtete die roten Rüben als Idealmittel zur Gesunderhaltung. In der Antike und im Mittelalter wurden hauptsächlich die Blätter der Pflanze genutzt, während die Wurzeln erst später als Nahrung und Heilmittel populär wurden. Die Römer und andere antike Kulturen schätzten die Rübe zudem für ihre aphrodisierenden Eigenschaften. Chemische Analysen bestätigen heute: Rote Rüben sind ein hervorragendes Mittel zur Blutbildung und enthalten neben Eisen und zahlreichen Vitamin-B-Arten nahezu alle wichtigen Spurenelemente.

Wesentliche Vitalstoffe: Betalaine, Betanin, Calcium, Eisen, Faserstoffe, Kalium, Magnesium, Vitamin B_1 (Thiamin), Vitamin B_2 (Riboflavin), Vitamin B_3 (Niacin), Vitamin B_5 (Pantothensäure), Vitamin B_6 (Pyridoxin), Vitamin B_7 (Biotin), Vitamin B_9 (Folsäure), Vitamin C, Zink.

Zellphysiologische Effekte: antioxidativ, aphrodisierend, blutdrucksenkend, entzündungsregulierend, leistungssteigernd, leberunterstützend.

Anwendungsgebiete:
Präventiv: Förderung der Augengesundheit; Schutz des Herz-Kreislauf Systems; antioxidativer Zellschutz; Unterstützung der Leberfunktion; Regulierung des Blutdrucks; Verbesserung der Verdauung; *Therapeutisch:* Fieber; Leistungssteigerung; Krebsvorbeugung; Menstruationsförderung; Reduzierung von Homocystein; Hautschutz; Behandlung von Verstopfung; Unterstützung der Gehirnleistung.

Dosierung: keine besonderen Hinweise.

Achtung: Personen mit Neigung zu Nierensteinen oder eingeschränkter Nierenfunktion sollten den Verzehr aufgrund des Oxalsäuregehalts einschränken.

6.1.21 Spinat

Botanischer Name: Spinacia oleracea

Historisches: Spinat stammt vermutlich aus Südwestasien und breitete sich über den arabischen Raum nach Europa aus, wo er seit dem Mittelalter sowohl als Nahrungsmittel als auch als Heilmittel geschätzt wird. In der traditionellen Medizin wurde er zur Behandlung von Hautproblemen, Magen- und Leberbeschwerden sowie zur Linderung von Schmerzen eingesetzt. Botaniker beschrieben seine heilenden Eigenschaften bereits im 16. Jahrhundert. Zudem ist Spinat aufgrund seines hohen Gehalts an Mineralstoffen und Vitaminen ein wertvolles und nährstoffreiches Gemüse.

Wesentliche Vitalstoffe: Calcium, Ecdysteroide, Eisen, Glutathion, Kaempferol, Kalium, Lutein, Magnesium, Quercetin, Vitamin A, Vitamin C, Vitamin E, Vitamin K1, Vitamine der B-Gruppe, Zeaxanthin.

Zellphysiologische Effekte: antioxidativ, cholesterinsenkend, diuretisch, entzündungsregulierend.

Anwendungsgebiete:
Präventiv: Unterstützung der Augen- und Herzgesundheit; Förderung der Entgiftung; Regulierung des Cholesterinspiegels; Stärkung des Immunsystems; Unterstützung von Leber- und Nierenfunktion; *Therapeutisch:* Abführmittel; Anämie; Atemprobleme; Blähungen; Eisenabsorption verbessern; Entzündungen von Lunge, Darm oder Leber; Fieber; Gelbsucht; Leberbeschwerden; Nierensteine.

Dosierung: keine besonderen Hinweise.

Achtung: Spinat enthält Nitrate, die durch Blanchieren reduziert werden können. Personen mit Nierenproblemen oder Risiko für Nierensteine sollten den Verzehr moderat halten.

6.1.22 Spirulina

Botanischer Name: Arthrospira platensis

Historisches: Spirulina hat eine lange Geschichte als Nahrungsquelle, die bis zu den Azteken und Mayas sowie den afrikanischen Kanembu am Tschadsee zurückreicht. Diese Mikroalge war aufgrund ihres hohen Proteingehalts und anderer Nährstoffe in traditionellen Ernährungsweisen unverzichtbar. Erst im 20. Jahrhundert begann die moderne wissenschaftliche Forschung, welche die gesundheitlichen Vorteile von Spirulina bestätigte und sie als Superfood international anerkannte. Heute wird Spirulina weltweit als nährstoffreiches Lebensmittel geschätzt.

Wesentliche Vitalstoffe: Aminosäuren, Antioxidantien (z. B. Phycocyanin), Beta-Carotin, Chlorophyll, Eisen, essentielle Fettsäuren, Mangan, Vitamine B_1, B_2, B_3, B_6, B_9, Vitamin C, Vitamin D, Vitamin E, Zink.

Zellphysiologische Effekte: antimikrobiell, antitumoral, antioxidativ, blutzuckerregulierend, cholesterinsenkend, entgiftend, entzündungsregulierend, immunmodulierend, leberschützend.

Anwendungsgebiete:
Präventiv: Unterstützung des Immunsystems; Schutz der Leber; antioxidativer Zellschutz; Förderung der Herzgesundheit; Ausgleich von Protein- und Nährstoffdefiziten; *Therapeutisch:* Diabetesmanagement; Eisenmangel; Entgiftung des Körpers; Reduktion von oxidativem Stress; Unterstützung der Blutbildung.

Dosierung: 4-10 Gramm täglich.

Achtung: Mit der niedrigsten Dosis beginnen und langsam steigern, um Entgiftungsreaktionen wie Übelkeit, Kopfschmerzen oder Durchfall zu vermeiden. Nur geprüfte, zertifizierte Produkte verwenden. Allergische Reaktionen sind selten möglich.

6.1.23 Süßholzwurzel

Botanischer Name: Glycyrrhiza glabra

Historisches: Die Süßholzwurzel wird seit über 3.000 Jahren in der traditionellen chinesischen, ayurvedischen und europäischen Medizin verwendet. Schon im alten Ägypten war sie ein geschätztes Heilmittel gegen Husten und zur Stärkung des Körpers. In der Antike nutzten Griechen und Römer sie zur Behandlung von Lungen- und Magenleiden. Im Mittelalter wurde sie in Klostergärten kultiviert und galt als universelles Heilmittel. Neben der medizinischen Verwendung fand sie auch als Süßungsmittel Anwendung, da sie bis zu 50-mal süßer ist als Rohrzucker.

Wesentliche Vitalstoffe: Glycyrrhizin, Flavonoide (Liquiritin, Isoliquiritin), Cumarine, Triterpensaponine, Polysaccharide, ätherische Öle, Asparagin, Kalium, Calcium, Magnesium..

Zellphysiologische Effekte: antiviral, antibakteriell, entzündungshemmend, schleimlösend, auswurffördernd, krampflösend, leberschützend, immunmodulierend, antioxidativ, stressregulierend (cortisolähnlich), wundheilungsfördernd

Anwendungsgebiete:
Präventiv: Unterstützung der Atemwege, Vorbeugung von Husten;
Therapeutisch: Asthma, Bronchitis, Husten, Heiserkeit, Magen- und Darmbeschwerden, Sodbrennen, Gastritis, Magengeschwüre, Lebererkrankungen, Hautentzündungen, Stresssymptome.

Dosierung: Die Anwendung richtet sich nach der Zubereitungsform: Tee aus frischen oder getrockneten Pflanzenteilen meist 1-3 Tassen täglich, Tinkturen 1-3 ml.

Achtung: Die regelmäßige Verwendung von Süßholzwurzel kann bei hohem Blutdruck und bei Herz- oder Nierenerkrankungen problematisch sein und sollte vorher mit einem Arzt abgeklärt werden. Ebenso kann der regelmäßige Gebrauch zu Wassereinlagerungen und Kaliummangel führen.

6.1.24 Süßkartoffeln

Botanischer Name: Ipomoea batatas

Historisches: Die Süßkartoffel stammt ursprünglich aus Südamerika und wurde vor über 5.000 Jahren domestiziert. Sie spielte eine zentrale Rolle in den Kulturen Mittel- und Südamerikas und verbreitete sich durch Kolonialherren nach Asien und Afrika. Dank ihrer nährstoffreichen Speicherwurzeln und ihrer Anpassungsfähigkeit wurde sie zu einem wichtigen Grundnahrungsmittel, das Hungersnöte verhinderte. Ihre hohe Vitamin- und Mineralstoffdichte macht sie zudem zu einem wertvollen Bestandteil der Ernährung weltweit.

Wesentliche Vitalstoffe: Anthocyane, Beta-Carotin, Caiapo, Eisen, Faserstoffe, Kalium, Kupfer, Magnesium, Mangan, Phenole, Phosphor, Phytoöstrogene, Vitamin A, C, B_5, B_6, E und K, Zink.

Zellphysiologische Effekte: antioxidativ, blutzuckerregulierend, cholesterinsenkend, entzündungsregulierend, verdauungsfördernd.

Anwendungsgebiete:
Präventiv: Unterstützung der Herzgesundheit; Stärkung des Immunsystems; Vorbeugung von Krämpfen; Förderung der Verdauung; *Therapeutisch:* Erschöpfung; Stuhlverstopfung; Verdauungsbeschwerden; Wundheilung (Schale).

Dosierung: Süßkartoffeln in moderaten Mengen verzehren, etwa 150-250 g täglich.

Achtung: Die regelmäßige Verwendung von Süßkartoffeln kann bei Diabetes problematisch sein und sollte vorher mit einem Arzt abgeklärt werden. Bei einem empfindlichem Verdauungssystem ist aufgrund des hohen Stärkegehalts Vorsicht geboten.

HEILENDE KRÄUTER UND GEWÜRZE

6.2.1 Basilikum

Botanischer Name: Ocimum basilicum

Historisches: Basilikum stammt ursprünglich aus den Subtropen Afrikas und Asiens und verbreitete sich vor über 4.000 Jahren entlang der Handelsrouten nach Europa. In der Antike wurde es von Ägyptern zur Einbalsamierung sowie von Griechen und Römern als Heilpflanze für verschiedene Gesundheitsprobleme geschätzt. Im Mittelalter blieb Basilikum in Klöstern ein wertvolles Kraut und wurde in der christlichen Tradition weiterhin verwendet. Insgesamt hat Basilikum eine reiche historische Bedeutung als vielseitiges Heil- und Gewürzmittel, das in verschiedenen Kulturen kontinuierlich geschätzt wurde.

Wesentliche Vitalstoffe: Anethol, Campher, Cineol, Estragol, Eugenol, Farnesol, Flavonoide, Gerbstoffe, Linalool, Menthol, Saponine, Thymol.

Zellphysiologische Effekte: analgetisch, antibakteriell, appetitanregend, beruhigend, diuretisch, fiebersenkend, gedächtnisstärkend, hautklärend, juckreizstillend, konzentrationsfördernd, krampflösend, muskelentspannend, schmerzstillend, stammzellenaktivierend, tonisierend, verdauungsfördernd, entzündungsregulierend.

Anwendungsgebiete:
Präventiv: Unterstützung der Verdauung, Linderung leichter Kopfschmerzen, Hautpflege; *Therapeutisch:* Insektenstiche, Magen-Darm-Beschwerden, Menstruationsbeschwerden, Migräne, Postmenopause, Rachen- und Lungeninfektionen, Wundheilung, Muskelverspannungen.

Dosierung: Die Anwendung richtet sich nach der Zubereitungsform: Tee aus frischen oder getrockneten Blättern 1-3 Tassen täglich, Tinkturen 1-3 ml täglich, ätherisches Öl z. B. einige Tropfen topisch auf die Haut.

Achtung: Basilikum ist auch als ätherisches Öl anwendbar. Es kann bei empfindlicher Haut Reizungen hervorrufen. Nicht in Schwangerschaft, Stillzeit, bei Epilepsie oder bei Kindern unter 6 Jahren ohne ärztliche Rücksprache verwenden.[104]

6.2.2 Dill

Botanischer Name: Anethum graveolens

Historisches: Dill hat eine lange Geschichte, die bis in die neolithische Zeit zurückreicht, und wurde bereits in altägyptischen Gräbern gefunden. In der antiken griechischen Kultur diente Dill nicht nur als Gewürz, sondern auch für medizinische und magische Zwecke. Die römischen Gladiatoren rieben ihre Haut vor jedem Wettkampf mit dem ätherischen Öl von Dill ein. Im Mittelalter wurde er zur Behandlung von Verdauungsproblemen und als Schutz gegen Hexerei eingesetzt. Zudem spielte Dill eine bedeutende Rolle in der kulinarischen Tradition vieler Kulturen, insbesondere in der osteuropäischen und skandinavischen Küche.

Wesentliche Vitalstoffe: Carvon, Cumarine, Dillapiol, Flavonoide, Limonen, Myristicin, Phellandren.

Zellphysiologische Effekte: antidiabetisch, antifungal, antimikrobiell, antispasmotisch, antioxidativ, blutzuckerregulierend, entzündungsregulierend, harntreibend, pankreasstimulierend, schlaffördernd, schleimlösend, verdauungsfördernd.

Anwendungsgebiete:
Präventiv: Unterstützung der Verdauung, Förderung gesunden Schlafs; *Therapeutisch:* Atemwegsbeschwerden, Bauchschmerzen, Diabetes, Erkältungskrankheiten, Glycosestoffwechsel, Hautelastizität, Husten, Leberbeschwerden, Magen-Darm-Beschwerden, Menstruationsbeschwerden, Milchbildung, Mundgeruch, Neuroprotektion, Schlafstörungen, Schluckauf, Wurmerkrankungen, Muskelkrämpfe.

Dosierung: Die Anwendung richtet sich nach der Zubereitungsform: Tee aus frischen oder getrockneten Pflanzenteilen 1-3 Tassen täglich, Tinkturen 1-3 ml täglich, ätherisches Öl z. B. einige Tropfen topisch auf die Haut.

Achtung: Dill ist auch als ätherisches Öl anwendbar. Es kann bei empfindlicher Haut Reizungen hervorrufen. Nicht in Schwangerschaft, Stillzeit, bei Nierenproblemen oder bei Kindern unter 6 Jahren ohne ärztliche Rücksprache verwenden.

6.2.3 Fenchel

Botanischer Name: Foeniculum vulgare

Historisches: Fenchel spielte seit der Antike eine bedeutende Rolle als Heilpflanze und Nahrungsmittel. Die alten Griechen und Römer schätzten ihn für seine verdauungsfördernden Eigenschaften und als Appetitzügler. Im Mittelalter wurde Fenchel vielseitig medizinisch eingesetzt, unter anderem zur Behandlung von Verdauungsproblemen und zur Förderung der Milchproduktion bei stillenden Müttern. Zusätzlich diente er im Mittelalter zum Schutz vor bösen Geistern und Zaubersprüchen von Hexen. Jahrhundertelang wurden Fenchelsamen als Verdauungshilfe und für das Gleichgewicht im Menstruationszyklus verwendet.

Wesentliche Vitalstoffe: Alpha- und Beta-Phellandren, Alpha-Pinen, Alpha-Terpinen, Camphen, Fenchon, Limonen, Linalool, Trans-Anethol.

Zellphysiologische Effekte: analgetisch, antidiabetisch, antimikrobiell, antiparasitär, antiseptisch, antitumoral, appetitanregend, antioxidativ, entzündungsregulierend, krampflösend, schleimlösend, stoffwechselanregend, verdauungsfördernd, östrogenähnlich.

Anwendungsgebiete:
Präventiv: Unterstützung der Verdauung, Linderung von Blähungen, Förderung der Milchbildung; *Therapeutisch:* Blähungen, Darmparasiten, Darmperistaltik, Diabetes, Erkältungskrankheiten, Fettleibigkeit, Harnwegsinfektionen, Husten, Krebs, Magen-Darm Beschwerden, Menstruationsbeschwerden/PMS, Rheumatismus, Schleimhäute, Stoffwechselanregung, Verdauungsprobleme, Völlegefühl, Wasserstauung, Milchbildung.

Dosierung: Die Anwendung richtet sich nach der Zubereitungsform: Tee aus Fenchelsamen oder Fenchelkräutern meist 1-3 Tassen täglich, Tinkturen 1-3 ml, ätherisches Öl z. B. einige Tropfen topisch auf die Haut.

Achtung: Fenchel ist auch als ätherisches Öl anwendbar. Es kann bei empfindlicher Haut Reizungen hervorrufen. Nicht in Schwangerschaft, Stillzeit, bei hormonempfindlichen Erkrankungen oder bei Kindern unter 6 Jahren ohne ärztliche Rücksprache verwenden.

6.2.4 Gewürznelke

Botanischer Name: Syzygium aromaticum

Historisches: Die Gewürznelke stammt ursprünglich von den Molukken in Indonesien und war bereits vor über 4.500 Jahren ein begehrtes Handelsgut. In der Antike und im Mittelalter wurde sie nicht nur in der Küche, sondern auch in der Medizin zur Schmerzbehandlung und Vorbeugung von Krankheiten eingesetzt. Während der Kolonialzeit hatten die Niederländer ein Monopol über den Nelkenhandel. Heute bleibt die Gewürznelke aufgrund ihrer vielseitigen medizinischen und kulinarischen Anwendungen ein geschätztes Gewürz.

Wesentliche Vitalstoffe: Beta-Caryophyllen, Eugenol, Eugenylacetat, Flavonoide, Phenolsäuren, Tannine, Triterpenoide, Vanillin.

Zellphysiologische Effekte: analgetisch, antimikrobiell, antiparasitär, antitumoral, antifungal, entzündungsregulierend, gerinnungshemmend, krampflösend, leberschützend, magenschützend, schmerzlindernd, stark antioxidativ, verjüngend.

Anwendungsgebiete:
Präventiv: Unterstützung der Mund- und Zahngesundheit, antioxidative Wirkung; *Therapeutisch:* Akne, Arthritis, Blähungen, Darmparasiten, Darminfektionen, Entzündungen im Mund- und Rachenbereich, Geschwüre, Grauer Star, Hauterkrankungen, Hepatitis, Herzkranzgefäß-Erkrankungen, Koliken, Läuse, Magenschleimhautentzündung, Magenleiden, Mundgeruch, Rachen-/Stirnhöhlen-/Lungeninfektionen, Rheuma, Völlegefühl, Zahnschmerzen, entzündetes Zahnfleisch, chronische Analfissuren und Verdauungsförderung.

Dosierung: Die Anwendung richtet sich nach der Zubereitungsform: Tee aus getrockneten Nelken 1 Tasse täglich, Tinkturen 1-3 ml, ätherisches Nelkenöl 1 Tropfen auf 10 ml Trägeröl.

Achtung: Nelke ist auch als ätherisches Öl anwendbar. Es kann bei empfindlicher Haut Reizungen hervorrufen. Nicht in Schwangerschaft, Stillzeit oder bei Kindern unter 6 Jahren verwenden.

6.2.5 Ingwer

Botanischer Name: Zingiber officinale

Historisches: Ingwer stammt aus Südostasien und wird seit Jahrtausenden als Heilmittel und Gewürz verwendet. In der chinesischen und ayurvedischen Medizin diente er zur Behandlung von Verdauungsstörungen, Erkältungen und zur Stärkung des Körpers. Im Mittelalter gelangte Ingwer nach Europa, wo er als wertvolles Gewürz und Heilmittel geschätzt wurde. Seine antioxidativen und entzündungshemmenden Eigenschaften machen ihn bis heute zu einem vielseitigen Heilmittel. In Senegal fertigen Frauen aus Ingwerwurzeln Gürtel, die die sexuelle Vitalität ihrer Partner steigern sollen.

Wesentliche Vitalstoffe (frisch): Alpha-Selinene, Borneol, Calcium, Cineol, Eisen, Gingerol, Kalium, Limonen, Magnesium, Natrium, Phosphor, Vitamin C, Zingiberen, Zingiberol, Zingeron.

Zellphysiologische Effekte: anästhetisch, antidiabetisch, antimikrobiell, appetitanregend, antioxidativ, durchblutungsfördernd, entzündungsregulierend, fiebersenkend, herzstärkend, kreislaufstimulierend, krampflindernd, magenstärkend, schleimlösend, schmerzstillend, speichelfördernd, stoffwechselregulierend, verdauungsfördernd.

Anwendungsgebiete:
Präventiv: Unterstützung des Verdauungssystems, Förderung der Durchblutung; *Therapeutisch:* Arthritis, Atemwegsinfektionen, Blutstau, Darmkrämpfe, Diabetes, Durchfall, Erkältungen, Fieber, Gelenkbeschwerden, Husten, Kopfschmerzen, Menstruationsbeschwerden, Muskelschmerzen, Rheumatismus, Übelkeit, Verdauungsbeschwerden.

Dosierung: Die Anwendung richtet sich nach der Zubereitungsform: Tee aus frischen oder getrockneten Wurzeln meist 1-3 Tassen täglich, Tinkturen 1-3 ml, ätherisches Öl z. B. einige Tropfen topisch auf die Haut. Besonders intensiv wirkt Ingwer, wenn er in Scheiben geschnitten und bei niedriger Hitze halbstündig ausgekocht wird. Dadurch entstehen spezielle Verbindungen, die stark entzündungshemmend wirken und das Gleichgewicht der Neurotransmitter fördern.

Achtung: Die regelmäßige Verwendung von Ingwer kann bei niedrigem Blutdruck und der Nutzung von Blutverdünnern problematisch sein und sollte vorher mit einem Arzt abgeklärt werden. Ingwer ist auch als ätherisches Öl anwendbar. Es kann bei empfindlicher Haut Reizungen hervorrufen. Nicht in Schwangerschaft, Stillzeit oder bei Kindern unter 6 Jahren ohne ärztliche Rücksprache verwenden.

6.2.6 Kamille

Botanischer Name: Matricaria chamomilla

Historisches: Die Echte Kamille hat eine lange Geschichte, die bis ins alte Ägypten zurückreicht, wo sie zur Fieberbehandlung, Mumifizierung und als kosmetisches Mittel genutzt wurde. In der Antike und während der römischen Epoche diente sie zur Behandlung von Infektionen, Schmerzen und gynäkologischen Beschwerden. Im Mittelalter spielte Kamille eine wichtige Rolle in Medizin und Kosmetik und wurde häufig zur Erzeugung angenehmer Düfte verwendet. Ihre ätherischen Öle verleihen der Pflanze sedative, antibakterielle und entzündungsregulierende Eigenschaften.

Wesentliche Vitalstoffe: Aesculetin, Apigenin, α-Bisabolol, Bisabololoxide (A, B, C), Chamazulen, Desacetylmatricarin, Lutein, Matricarin, Matricin, Quercetin, Sesquiterpenlactone.

Zellphysiologische Effekte: anästhetisch, antiallergisch, antidepressiv, antibakteriell, antidiabetisch, antifungal, antimykotisch, antitumoral, beruhigend, entblähend, entspannend, entzündungsregulierend, juckreizstillend, krampflösend, leberstärkend, reizlindernd, schmerzstillend, stark antioxidativ, verdauungsunterstützend, wundheilungsfördernd.

Anwendungsgebiete:
Präventiv: Unterstützung der Verdauung, Beruhigung, Entzündungshemmung; *Therapeutisch:* Arteriosklerose, Arthritis, Blähungen, Erkältungen, Fettleber, Gallenblase, Gastritis, Akne, Ekzeme, Narbengewebe, Hepatitis, Infektionen, Karpaltunnelsyndrom, Menstruationsbeschwerden, Mund- und Zahnfleischentzündungen, Nervosität, Schleimhautentzündungen, Schlaflosigkeit, Wunden.

Dosierung: Die Anwendung richtet sich nach der Zubereitungsform: Tee aus getrockneten Kamillenblüten 1--3 Tassen täglich, Tinkturen 1-3 ml, ätherisches Öl z. B. einige Tropfen topisch auf die Haut.

Achtung: Kamille ist auch als ätherisches Öl anwendbar. Es kann bei empfindlicher Haut Reizungen hervorrufen. Nicht in Schwangerschaft, Stillzeit oder bei Kindern unter 6 Jahren ohne ärztliche Rücksprache verwenden.

6.2.7 Kardamom

Botanischer Name: Elettaria cardamomum

Historisches: Kardamom stammt ursprünglich aus Südindien und Sri Lanka und wurde bereits zu babylonischen Zeiten und im alten Ägypten hoch gehandelt. In der Ayurveda-Medizin sowie in der griechischen und römischen Medizin galt er als wertvolles Gewürz zur Behandlung verschiedener Verdauungs- und Gesundheitsprobleme. Im Mittelalter war Kardamom unter dem Namen „Paradieskörner" bekannt. Kulturell verleiht er in arabischen Ländern Kaffee und Tee einen charakteristischen Geschmack und wird in skandinavischen Ländern zum Würzen von Backwaren und Getränken verwendet. Das ätherische Öl enthält zahlreiche Verbindungen mit antimikrobiellen und entzündungsregulierenden Eigenschaften.

Wesentliche Vitalstoffe: Alpha-Pinen, Alpha-Terpineolacetat, Eucalyptol, Flavonoide, Limonen, Linalool, Sabinen.

Zellphysiologische Effekte: antifungal, antimikrobiell, antiparasitär, antiseptisch, aphrodisierend, antioxidativ, blutdrucksenkend, entzündungsregulierend, krampflösend, magenfreundlich, nervenstärkend, schleimlösend, schmerzlindernd, verdauungsfördernd.

Anwendungsgebiete:
Präventiv: Unterstützung der Verdauung; *Therapeutisch:* Appetitlosigkeit, Asthma, Harnwegserkrankungen, Husten, Kopfschmerzen, Lungen- und Sinusinfektionen, Menstruationsbeschwerden, Mundgeruch, Schwangerschaftserbrechen, kognitive Unterstützung im Alter, Verdauungsprobleme, Wechseljahresbeschwerden.

Dosierung: Die Anwendung richtet sich nach der Zubereitungsform: Tee aus Kardamomsamen 1-3 Tassen täglich, Tinkturen 1-3 ml, ätherisches Öl z. B. einige Tropfen topisch auf die Haut.

Achtung: Kardamon ist auch als ätherisches Öl anwendbar. Es kann bei empfindlicher Haut Reizungen hervorrufen. Nicht in Schwangerschaft, Stillzeit oder bei Kindern unter 6 Jahren ohne ärztliche Rücksprache verwenden.

6.2.8 Knoblauch

Botanischer Name: Allium sativum

Historisches: Knoblauch wurde bereits in der Antike und im Mittelalter vielseitig als Nahrungs- und Heilmittel genutzt. Er galt als antibakterielles Allheilmittel und wurde zur Behandlung von Krankheiten wie Lungenleiden, Hautausschlägen und Herz-Kreislauf-Erkrankungen eingesetzt. Der Anbau verbreitete sich durch Klöster, und Knoblauch wurde in verschiedenen Formen wie Saft oder Kapseln verwendet, um Bluthochdruck und erhöhte Blutfettwerte zu senken. Bis heute anerkannt, stärkt Knoblauch das Immunsystem und hat zahlreiche gesundheitsfördernde Eigenschaften.

Wesentliche Vitalstoffe: Allicin, Alliin, Calcium, Eisen, Flavonoide, Kalium, Mangesium, Saponine, Selen, Vitamin B_1, Vitamin B_6, Vitamin C.

Zellphysiologische Effekte: antimikrobiell, antimykotisch, antioxidativ, blutdrucksenkend, cholesterinsenkend, entzündungsregulierend, gerinnungshemmend, immunmodulierend.

Anwendungsgebiete:
Präventiv: Stärkung des Immunsystems; Unterstützung des Herz-Kreislaufsystems; Schutz vor Infektionen; Förderung der Verdauung; *Therapeutisch:* Blutdruckregulation; Bluthochdruck; Blutfettwertsenkung; Darmentzündungen; Dysbiose; Hautleiden; Sodbrennen; Verdauungsförderung; Verstopfung; Atemwegserkrankungen.

Dosierung: keine besonderen Hinweise.

Achtung: Die regelmäßige Verwendung von Knoblauch kann bei niedrigem Blutdruck und der Nutzung von Blutverdünnern problematisch sein und sollte vorher mit einem Arzt abgeklärt werden. Knoblauch und andere Pflanzen der Allium-Gattung wie Zwiebeln, Lauch, Schnittlauch sind für viele Tiere, insbesondere Hunde und Katzen, toxisch.

6.2.9 Koriander

Botanischer Name: Coriandrum sativum

Historisches: Koriander stammt vermutlich aus dem östlichen Mittelmeerraum, Nordafrika oder dem Mittleren Orient und wurde bereits vor über 8.000 Jahren kultiviert. In der Antike nutzten Ägypter, Griechen und Römer Koriander sowohl als Gewürz als auch als Heilmittel, insbesondere wegen seiner verdauungsfördernden und antiseptischen Eigenschaften. So wurden im Grab des Pharaos Ramses II. Koriandersamen gefunden. Im Mittelalter wurde Koriander in europäischen Klostergärten angebaut und weiterhin medizinisch eingesetzt. Zudem galt er in einigen Kulturen als Schutz gegen böse Geister.

Wesentliche Vitalstoffe: Aldehyde, Alpha-Pinene, Calcium, Campher, Coriandrol, Eisen, Gamma-Terpinene, Geraniol, Limonen, Linalool, Magnesium, Mangan, Tannine, Vitamin A, Vitamin K.

Zellphysiologische Effekte: analgetisch, antidiabetisch, antifungal, antimikrobiell, antiseptisch, beruhigend, cholesterinsenkend, diuretisch, entzündungsregulierend, immunmodulierend, krampflösend, neuroprotektiv, stark antioxidativ, verdauungsfördernd.

Anwendungsgebiete:
Präventiv: Unterstützung der Verdauung, Schutz vor Blähungen und leichten Magen-Darm-Beschwerden; *Therapeutisch:* Arthritis, Blasenleiden, Diabetes, Entzündungen, Hauterkrankungen, Infektionen, Magen-Darm-Beschwerden, Menstruationsbeschwerden, Krämpfe.

Dosierung: Die Anwendung richtet sich nach der Zubereitungsform: Tee aus frischen oder getrockneten Blättern oder Samen 1-3 Tassen täglich; Tinkturen 1-3 ml täglich, ätherisches Öl z. B. einige Tropfen topisch auf die Haut.

Achtung: Koriander ist auch als ätherisches Öl anwendbar.. Es kann bei empfindlicher Haut Reizungen hervorrufen. Nicht in Schwangerschaft, Stillzeit, bei empfindlicher Haut oder bei Kindern unter 6 Jahren ohne ärztliche Rücksprache verwenden

6.2.10 Kurkuma

Botanischer Name: Curcuma longa

Historisches: Kurkuma stammt aus Südostasien und wird seit Jahrtausenden als Gewürz und Heilpflanze verwendet. In der ayurvedischen und chinesischen Medizin diente Kurkuma zur Unterstützung der Verdauung, zur Linderung von Gelenkbeschwerden und zur Förderung des allgemeinen Wohlbefindens. Seit dem Mittelalter wird Kurkuma auch in Europa geschätzt, sowohl kulinarisch als auch medizinisch. Seine entzündungshemmenden und antioxidativen Eigenschaften machen ihn bis heute zu einem vielseitigen Heilmittel.

Wesentliche Vitalstoffe: Alpha Curcumen, Ar-Turmeron, Beta-Curcumen, Bisdemethoxycurcumin, Curcumin, Demethoxycurcumin, Eisen, Kalium, Magnesium, Vitamin B_6, Vitamin C, Zink, ätherische Öle wie Turmeron, ar-Turmeron und Curlone.

Zellphysiologische Effekte: antientzündlich, antioxidativ, antimikrobiell, verdauungsfördernd, durchblutungsfördernd, stoffwechselregulierend, leberschützend, schmerzlindernd, gallenfördernd, immunmodulierend, kardioprotektiv.

Anwendungsgebiete:
Präventiv: Unterstützung des allgemeinen Wohlbefindens; *Therapeutisch:* Arthritis, Gelenkbeschwerden, Verdauungsstörungen, Blähungen, Dyspepsie, Erkältungen, entzündliche Prozesse, leichte Herz-Kreislauf-Beschwerden, Stoffwechselregulation, Unterstützung der Leber.

Dosierung: Die Anwendung richtet sich nach der Zubereitungsform: In der Küche üblicherweise 13 g Pulver pro Tag; Kapseln oder Pulver 250-500 mg standardisierter Kurkuma-Extrakt mit Pfeffer täglich. Besonders intensiv wirkt Kurkuma, wenn er in Scheiben geschnitten und mit schwarzem Pfeffer bei niedriger Hitze halbstündig ausgekocht wird.

Achtung: Die regelmäßige Verwendung von Kurkuma kann bei niedrigem Blutdruck und der Nutzung von Blutverdünnern problematisch sein sowie die Wirkung von Antikoagulanzien oder Diabetes-Medikamenten beeinflussen und sollte vorher mit einem Arzt abgeklärt werden. Nicht in Schwangerschaft, Stillzeit oder bei Kindern unter 6 Jahren ohne ärztliche Rücksprache verwenden.

6.2.11 Lavendel

Botanischer Name: Lavandula angustifolia

Historisches: Lavendel stammt aus dem Mittelmeerraum und wurde bereits in der Antike von den Römern für Bäder, zur Reinigung und als Heilpflanze verwendet. Im Mittelalter fand er breite Anwendung in Klöstern zur Behandlung von Kopfschmerzen, Nervosität und Infektionen. Zudem galt er als Schutzkraut gegen böse Geister und wurde in Schränken gegen Motten genutzt. Heute zählt Lavendel zu den beliebtesten Heil- und Duftpflanzen und ist geschätzt für seine beruhigenden, antibakteriellen und ausgleichenden Eigenschaften.

Wesentliche Vitalstoffe: Ätherisches Öl (vor allem Linalool und Linalylacetat; in geringen Mengen Cineol und Kampfer), Flavonoide, Gerbstoffe, Cumarine, Triterpene.

Zellphysiologische Effekte: angstlösend, antibakteriell, antifungal, antimikrobiell, antioxidativ, beruhigend, durchblutungsfördernd, entzündungsregulierend, krampflösend, schlaffördernd, schmerzstillend, stimmungsaufhellend, wundheilungsfördernd.

Anwendungsgebiete:
Präventiv: Unterstützung der Entspannung, Beruhigung; *Therapeutisch:* Ängste, Depression, Erkältungen, Hautentzündungen, Hautverletzungen, Insektenstiche, Kopfschmerzen, Menstruationsbeschwerden, Migräne, Nervosität, rheumatische Schmerzen, Schlafstörungen, Stress, Unruhezustände, Verdauungsbeschwerden, Wunden; ätherisches Lavendelöl wird traditionell äußerlich bei Muskelverspannungen, Kopfschmerzen und Hautirritationen angewendet; standardisierte Kapseln mit Lavendelöl (z. B. 80 mg Silexan) sind innerlich zur Behandlung von Angststörungen zugelassen.

Dosierung: Die Anwendung richtet sich nach der Zubereitungsform: Tee aus frischen oder getrockneten Blüten meist 1-3 Tassen täglich, Tinkturen 1-3 ml, ätherisches Öl z. B. einige Tropfen topisch auf die Haut.

Achtung: Lavendel ist auch als ätherisches Öl anwendbar. Es kann bei empfindlicher Haut Reizungen hervorrufen. Nicht in Schwangerschaft, Stillzeit oder bei Kindern unter 6 Jahren ohne ärztliche Rücksprache verwenden.

6.2.12 Melisse

Botanischer Name: Melissa officinalis

Historisches: Melisse besitzt eine lange historische Bedeutung und wurde seit der Antike für medizinische und spirituelle Zwecke geschätzt. Ihr Name leitet sich vom griechischen Wort für Honigbiene ab, da sie Bienen anzieht. Traditionell wurde sie zur Unterstützung der Magenfunktion, bei nervlicher Belastung, zur Behandlung von Hautentzündungen und für die Fruchtbarkeit eingesetzt. In verschiedenen Kulturen diente die Pflanze in religiösen Ritualen zur Raumreinigung und zur Förderung von Entspannung. Darüber hinaus besitzt sie antimikrobielle Eigenschaften. Melisse ist der Hauptbestandteil des Karmelitenwassers, das seit 1611 von den Mönchen der Karmeliter in Frankreich hergestellt wird.

Wesentliche Vitalstoffe: Beta-Caryophyllen, Bitterstoffe, Citral, Citronellal, Flavonoide, Geranial, Neral, Saponine.

Zellphysiologische Effekte: antimikrobiell, beruhigend, blutdrucksenkend, entspannend, entzündungsregulierend, herzstärkend, krampflösend, schlaffördernd, stimmungsaufhellend.

Anwendungsgebiete:
Präventiv: Unterstützung der Entspannung und des Nervensystems, Förderung eines gesunden Schlafs; *Therapeutisch:* Alzheimer, Ängste, Autoimmunerkrankungen, Demenz, Depression, Entzündungen, Herpes simplex, Kopfschmerzen, Magen-Darm-Beschwerden, Menstruationsbeschwerden, Nervosität, Schlaflosigkeit, Schleimhautschutz, Stress, Übelkeit, Wechseljahrsbeschwerden, Zahnschmerzen.

Dosierung: Die Anwendung richtet sich nach der Zubereitungsform: Tee aus frischen oder getrockneten Blättern 1-3 Tassen täglich; Tinkturen 1-3 ml täglich, ätherisches Öl z. B. einige Tropfen topisch auf die Haut.

Achtung: Melisse ist auch als ätherisches Öl anwendbar. Es kann bei empfindlicher Haut Reizungen hervorrufen. Nicht in Schwangerschaft, Stillzeit oder bei Kindern unter 6 Jahren ohne ärztliche Rücksprache verwenden.

6.2.13 Oregano

Botanischer Name: Origanum vulgare

Historisches: Oregano stammt aus den warmen Klimazonen West- und Südwest-Eurasiens sowie dem Mittelmeerraum und wurde bereits in der griechischen Mythologie als Symbol der Freude verehrt. In der Antike nutzten Griechen und Römer Oregano sowohl kulinarisch als auch medizinisch zur Behandlung von Atemwegs- und Verdauungsproblemen. Im Mittelalter wurde er bei Rheumatismus, Zahnschmerzen und Verdauungsbeschwerden eingesetzt und fand auch in China ähnliche Anwendung. Darüber hinaus spielte Oregano eine Rolle in kulturellen Ritualen, Hochzeiten und Beerdigungen sowie in Zaubern zur Förderung von Glück und Gesundheit.

Wesentliche Vitalstoffe: Beta-Caryophyllen, Borneol, Carvacrol, Flavonoide, Gamma-Terpinen, Linalool, Myrcen, Para-Cymen, Terpineol, Thymol.

Zellphysiologische Effekte: antifungal, antioxidativ, entzündungsregulierend, immunstimulierend, leberschützend, stark antimikrobiell, stark antiparasitär.

Anwendungsgebiete:
Präventiv: Unterstützung des Immunsystems; *Therapeutisch:* Arthritis, Asthma, Atemwegserkrankungen, Blähungen, Erkältungen, Gelenkschmerzen, Halsentzündungen, Hautprobleme, Heiserkeit, Infektionen, Juckreiz, Kopfschmerzen, Leberleiden, Lungenkrankheiten, Magen-Darm-Beschwerden, Menstruationsbeschwerden, Muskelverletzungen, Rheumatismus, Tuberkulose, Verdauungsprobleme.

Dosierung: Die Anwendung richtet sich nach der Zubereitungsform: Tee aus frischen oder getrockneten Blättern 1-3 Tassen täglich; Tinkturen 1-3 ml; ätherisches Öl z. B. einige Tropfen topisch auf die Haut.

Achtung: Oregano ist auch als ätherisches Öl anwendbar. Es kann bei empfindlicher Haut Reizungen hervorrufen. Nicht in Schwangerschaft, Stillzeit oder bei Kindern unter 6 Jahren ohne ärztliche Rücksprache verwenden.

6.2.14 Petersilie

Botanischer Name: Petroselinum crispum

Historisches: Petersilie stammt ursprünglich aus dem östlichen Mittelmeergebiet und Westasien und wurde bereits vor über 2.000 Jahren kultiviert. In der antiken griechischen Kultur galt sie als heilige Pflanze und diente als Auszeichnung für Sieger. Im Mittelalter wurde sie in Klostergärten als Heilkraut angebaut und vielfältig in der Medizin eingesetzt, insbesondere in der Gynäkologie und Geburtshilfe. Historisch wurde Petersilie in vielen Kulturen nicht nur als Gewürz, sondern auch als vielseitiges Heilmittel geschätzt.

Wesentliche Vitalstoffe: Alpha-Carotin, Apiol, Beta-Carotin, Eisen, Flavonoide, Kalium, Kupfer, Lutein, Mangan, Myristicin, Petroselinsäure, Terpenoide, Terpene, Vitamin A, Vitamin C, Vitamin K, Zeaxanthin.

Zellphysiologische Effekte: abführend, antimikrobiell, antitumoral, antioxidativ, blutzuckersenkend, entgiftend, harntreibend, krampflösend, menstruationsfördernd, östrogenanregend, schleimlösend, verdauungsfördernd.

Anwendungsgebiete:
Präventiv: Unterstützung der Verdauung, Förderung der Nierenfunktion; *Therapeutisch:* Bienen- und Wespenstiche, Blasenentzündungen, Blasenschwäche, Blähungen, Bluthochdruck, Magen-Darm-Beschwerden, Menstruationsbeschwerden, Mundgeruch, Nierensteine, Verstopfung, Krampflösung, Verdauungsprobleme, Wechseljahrsbeschwerden, Zahnschmerzen.

Dosierung: Die Anwendung richtet sich nach der Zubereitungsform: Tee aus frischen oder getrockneten Blättern 1-3 Tassen täglich; Tinkturen 1-3 ml; ätherisches Öl z. B. einige Tropfen topisch auf die Haut.

Achtung: Petersilie ist auch als ätherisches Öl anwendbar. Es kann bei empfindlicher Haut Reizungen hervorrufen. Nicht in Schwangerschaft, Stillzeit, bei Nierenproblemen oder bei Kindern unter 6 Jahren ohne Rücksprache verwenden.

6.2.15 Pfefferminze

Botanischer Name: Mentha piperita

Historisches: Die Pfefferminze entstand im 17. Jahrhundert als Kreuzung von Wasserminze und Grüner Minze und wurde 1696 von John Ray in England beschrieben. Andere Minzenarten waren bereits in der Antike und im Mittelalter verbreitet, doch die spezifische Pfefferminze gewann erst spät an Bedeutung. Heute wird sie aufgrund ihrer entkrampfenden und antimikrobiellen Eigenschaften vielfältig eingesetzt, insbesondere bei Magen-Darm-Beschwerden, Spannungskopfschmerzen und leichten Erkältungen. Im Jahr 2004 wurde sie zur Arzneipflanze des Jahres gekürt.

Wesentliche Vitalstoffe: Eucalyptol, Flavonoide, Menthol, Menthofuran, Menthon, Menthylacetat, Pulegone.

Zellphysiologische Effekte: antifungal, antimikrobiell, antiparasitär, antitumoral, antioxidativ, beruhigend, entblähend, entzündungsregulierend, gallenanregend, krampflösend, schleimhautschützend, schmerzstillend, verdauungsstimulierend.

Anwendungsgebiete:
Präventiv: Unterstützung der Verdauung, Entlastung des Magen-Darm-Trakts; *Therapeutisch:* Arthritis, Atemwegsinfektionen, Bauchschmerzen, Blähungen, Candida, Dermatitis, Fettleibigkeit, Gürtelrose, Hautbeschwerden, Herpes simplex, Hexenschuss, Juckreiz, Kopfschmerzen, Krampfadern, Magen-Darm-Beschwerden, Muskelschmerzen, Pilzinfektionen, Reizdarmsyndrom, Rückenprobleme, Rheumatismus, Schuppenflechte, Skoliose, Übelkeit, Verdauungsprobleme; ätherisches Pfefferminzöl kann bei Verdauungsbeschwerden, Kopfschmerzen oder Muskelverspannungen angewendet werden.

Dosierung: Die Anwendung richtet sich nach der Zubereitungsform: Tee aus frischen oder getrockneten Blättern 1-3 Tassen täglich; Tinkturen 1-3 ml; ätherisches Öl z. B. einige Tropfen topisch auf die Haut.

Achtung: Pfefferminze ist auch als ätherisches Öl anwendbar. Es kann bei empfindlicher Haut Reizungen hervorrufen. Nicht in Schwangerschaft, Stillzeit oder bei Kindern unter 6 Jahren ohne ärztliche Rücksprache verwenden.

6.2.16 Rosmarin

Botanischer Name: Salvia rosmarinus

Historisches: Rosmarin besitzt eine lange historische Bedeutung mit sowohl kultischen als auch medizinischen Aspekten. In der Antike und im Mittelalter wurde er zur Behandlung von Wunden, zur Bekämpfung von Krankheiten und als Schutzsymbol bei Begräbnissen verwendet. Seit dem antiken Griechenland wurde Rosmarin wie Weihrauch verbrannt, um teuflische Gestalten abzuwehren. Später nutzte man ihn auch bei Kranken zur Infektionsprävention. Seine aromatischen und heilenden Eigenschaften machten ihn in vielen Kulturen zu einer wichtigen Pflanze.

Wesentliche Vitalstoffe: Alpha-Pinen, Beta-Pinen, Borneol, Bornylacetat, Camphen, Campher, Carnosol, Carnosolsäure, Eucalyptol, Flavonoide, Limonen.

Zellphysiologische Effekte: antidepressiv, antifungal, antimikrobiell, antiparasitär, antiseptisch, antitumoral, antioxidativ, cholesterinsenkend, durchblutungsfördernd, entzündungsregulierend, harntreibend, konzentrationsfördernd, krampflösend, leberschützend, magenstärkend, neuroprotektiv, verdauungsfördernd.

Anwendungsgebiete:
Präventiv: Unterstützung der Konzentration und Kreislauffunktion; *Therapeutisch:* Alzheimer, Angstzustände, Burn-Out-Syndrom, Depression, Durchblutungsstörungen, Erkältungen, Erschöpfung, Gallenfunktion, Gedächtniskraft, Gelenkschmerzen, Grippe, Haarausfall, Hepatitis, Herz-Kreislaufsystem, Husten, Infektionskrankheiten, Kopfschmerzen, Konzentrationsförderung, Leberbeschwerden, Lungeninfektionen, Magenkrämpfe, Menstruationsbeschwerden, Muskelschmerzen, Nervosität, Racheninfektionen, Rheuma, Schnupfen, Verdauungsprobleme, Wundheilung.

Dosierung: Die Anwendung richtet sich nach der Zubereitungsform: Tee aus frischen oder getrockneten Blättern 1-3 Tassen täglich; Tinkturen 1-3 ml; ätherisches Öl z. B. einige Tropfen topisch auf die Haut.

Achtung: Rosmarin ist auch als ätherisches Öl anwendbar. Es kann bei empfindlicher Haut Reizungen hervorrufen. Nicht in Schwangerschaft, Stillzeit oder bei Kindern unter 6 Jahren ohne ärztliche Rücksprache verwenden.

6.2.17 Salbei

Botanischer Name: Salvia officinalis

Historisches: Salbei stammt ursprünglich aus dem Mittelmeerraum und wurde im frühen Mittelalter nach Zentraleuropa gebracht. Schon in der Antike spielte er eine zentrale Rolle in der Medizin, insbesondere in Klöstern, wo er zur Behandlung von Husten, Verdauungsproblemen und Infektionen genutzt wurde. Die Römer bezeichneten Salbei als *Herba sacra* (heiliges Kraut). In der Volksmedizin galt Salbei als Allheilmittel, zum Beispiel zur Mundhygiene oder zum Schutz während Pestepidemien. Der botanische Name *Salvia* (Rettung) spiegelt die hohe Wertschätzung für die heilenden Eigenschaften der Pflanze wider.

Wesentliche Vitalstoffe: Alpha-Humulene, Alpha-Pinene, Bitterstoffe, Camphene, Campher, Carnosol, Carnosolsäure, Eucalyptol, Gerbstoffe, Thujon.

Zellphysiologische Effekte: antifungal, antimikrobiell, antitumoral, antioxidativ, blutzuckerregulierend, cholesterinregulierend, entzündungsregulierend, gallenanregend, hormonregulierend, hustenreizlindernd, kreislaufstimulierend, krampflösend, neuroprotektiv, schweißhemmend, stoffwechselunterstützend.

Anwendungsgebiete:
Präventiv: Unterstützung des Verdauungs- und Stoffwechselhaushalts;
Therapeutisch: Durchblutungsstörungen, Erkältungserscheinungen, Gicht, Hautentzündungen, Husten, Infektionen, Leberbeschwerden, Hormonhaushalt und Menstruationsbeschwerden, Mund- und Rachenentzündungen, Nervosität, Verdauungsprobleme.

Dosierung: Die Anwendung richtet sich nach der Zubereitungsform: Tee aus frischen oder getrockneten Blättern 1-3 Tassen täglich; Tinkturen 1-3 ml; ätherisches Öl z. B. einige Tropfen topisch auf die Haut.

Achtung: Salbei ist auch als ätherisches Öl anwendbar. Es kann bei empfindlicher Haut Reizungen hervorrufen. Nicht in Schwangerschaft, Stillzeit, bei Epilepsie oder bei Kindern unter 6 Jahren ohne ärztliche Rücksprache verwenden.

6.2.18 Thymian

Botanischer Name: Thymus vulgaris

Historisches: Thymian stammt aus dem westlichen Mittelmeerraum Europas und wurde bereits in der Antike von Griechen und Römern sowohl als Gewürz als auch als Heilmittel genutzt. Im Mittelalter brachten Benediktinermönche Thymian über die Alpen, wo er bei Atemwegserkrankungen und Menstruationsbeschwerden eingesetzt wurde. Historisch geschätzt für seine antimikrobiellen Eigenschaften, wird Thymian auch heute noch vielseitig in der Küche und in der Volksmedizin verwendet, insbesondere zur Unterstützung der Verdauung und bei Erkältungskrankheiten.

Wesentliche Vitalstoffe: Carcacrol, Eucalyptol, Gamma-Terpinene, Linalool, Myrcine, Para-Cymene, Saponine, Tannine, Thymol.

Zellphysiologische Effekte: antifungal, antiparasitär, antiseptisch, antioxidativ, desinfizierend, entzündungsregulierend, krampflösend, schleimlösend, stark antimikrobiell, verdauungsfördernd.

Anwendungsgebiete:
Präventiv: Unterstützung des Verdauungs- und Immunsystems; *Therapeutisch:* Alzheimer, Arthritis, Blähungen, Bronchitis, Depression, Erkältungen, Erschöpfung, Grippe, Halsschmerzen, Hautunreinheiten, Heiserkeit, Hepatitis, Herz-Kreislauf-Erkrankungen, Husten, Infektionskrankheiten, Keuchhusten, Magenschleimhautentzündung, Mundgeruch, Rheuma, Verdauungsförderung, Zahnfleischentzündungen, Kopfschmerzen.

Dosierung: Die Anwendung richtet sich nach der Zubereitungsform: Tee aus frischen oder getrockneten Blättern 1-3 Tassen täglich; Tinkturen 1-3 ml; ätherisches Öl z. B. einige Tropfen topisch auf die Haut.

Achtung: Thymian ist auch als ätherisches Öl anwendbar. Es kann bei empfindlicher Haut Reizungen hervorrufen. Nicht in Schwangerschaft, Stillzeit oder bei Kindern unter 6 Jahren ohne ärztliche Rücksprache verwenden.

HEILENDE SAMEN UND NÜSSE

6.3.1 Chiasamen

Botanischer Name: Salvia hispanica

Historisches: Chiasamen stammen ursprünglich aus Zentral- und Südmexiko sowie Guatemala und spielten eine zentrale Rolle für die Azteken und Mayas. Sie wurden wegen ihres hohen Nährwerts und ihrer medizinischen Eigenschaften als wichtiges Nahrungsmittel für Krieger sowie als Heilmittel genutzt. Darüber hinaus dienten sie als rituelle Opfergaben und waren essentiell für lange körperliche Anstrengungen. Die effiziente Anbaukultur und vielfältige Verwendung unterstreichen die historische Bedeutung der Chiasamen in den mesoamerikanischen Kulturen.

Wesentliche Vitalstoffe: Alpha-Linolensäure (Omega-3-Fettsäure), Calcium, Daidzein, Eisen, Faserstoffe, Kalium, Kaffeesäure, Linolsäure (Omega-6-Fettsäure), Magnesium, Mangan, Myricetin, Phosphor, Protein, Quercetin, Rosmarinsäure, Zink.

Zellphysiologische Effekte: antioxidativ, antithrombotisch, entzündungsregulierend, herzunterstützend, immununterstützend, verdauungsfördernd.

Anwendungsgebiete:
Präventiv: Unterstützung des Herz-Kreislauf-Systems, Vorbeugung von Entzündungen, Verbesserung der Verdauung, Stärkung des Immunsystems; *Therapeutisch:* Bluthochdruck, Blutzuckerkontrolle, Cholesterinspiegel, Energieproduktion, Entzündungen, Herz-Kreislauf-Erkrankungen, Hautgesundheit, Immunsystem, Insulinresistenz, Knochengesundheit, Leberentzündung, Muskelwachstum, Muskelerhaltung, Übergewicht, Verdauungsprobleme, Zahngesundheit.

Dosierung: keine besonderen Hinweise.

Achtung: Bei bestehenden Divertikeln oder Darmverschluss nur mit ärztlicher Rücksprache verwenden.

6.3.2 Hanfsamen

Botanischer Name: Cannabis sativa L.

Historisches: Hanfsamen stammen ursprünglich aus Zentralasien und wurden bereits in der frühen Jungsteinzeit (ca. 9.500 v. Chr.) kultiviert. In der Antike und im Mittelalter diente Hanf sowohl als Nutzpflanze für Textilien und Seile als auch als Heilmittel zur Behandlung von Rheuma, Schmerzen, Epilepsie und bronchialen Erkrankungen. Medizinische Anwendungen finden sich in chinesischen, indischen und europäischen Traditionen. Hanf zählt damit zu den vielseitigsten Nutz- und Heilpflanzen der Menschheitsgeschichte.

Wesentliche Vitalstoffe: Cannabigerol (CBG), Cannabidiol (CBD), Cannabinol (CBN), Tetrahydrocannabinol (THC).

Zellphysiologische Effekte: angstlösend, antidepressiv, antispastisch, appetitanregend, beruhigend, entspannend, entzündungsregulierend, neuroprotektiv, schmerzlindernd.

Anwendungsgebiete:
Präventiv: Unterstützung von Entspannung und allgemeinem Wohlbefinden;
Therapeutisch: Appetitlosigkeit, Asthma, Depression, Erbrechen, Glaukom, Gewichtsverlust, Migräne, Muskelkrämpfe, Rheuma, Schlafstörungen, Schmerzen, Übelkeit.

Dosierung: keine besonderen Hinweise.

Achtung: Bei bestehenden Divertikeln oder Darmverschluss nur mit ärztlicher Rücksprache verwenden.

6.3.3 Kürbiskerne

Botanischer Name: Cucurbita pepo.

Historisches: Kürbisse stammen aus Mittel- und Südamerika und wurden bereits vor über 7.000 Jahren kultiviert. Die Samen galten bei den indigenen Völkern nicht nur als nahrhafte Energiequelle, sondern auch als wertvolles Heilmittel. Bei den Azteken und Mayas wurden sie gegen Parasiten eingesetzt und unterstützten die Gesundheit von Blase und Prostata – eine Nutzung, die über Jahrtausende überliefert wurde. Mit der Entdeckung Amerikas gelangten Kürbisse und ihre Samen nach Europa, wo sie ab dem 16. Jahrhundert in Kräuterbüchern als Hausmittel gegen Harnwegserkrankungen und Wurmbefall beschrieben wurden. In der Volksmedizin der Mittelmeerregion genossen Kürbiskerne ebenfalls hohes Ansehen: Sie wurden sowohl in der Küche als auch als Heilmittel verwendet, wobei ihre kräftigende und regulierende Wirkung auf Stoffwechsel und Herz-Kreislauf-System geschätzt wurde.

Wesentliche Vitalstoffe: Omega-3- und Omega-6-Fettsäuren, Zink, Magnesium, Eisen, Phytosterole, Lignane, Proteine.

Zellphysiologische Effekte: antiparasitär, entzündungsregulierend, harntreibend, cholesterinsenkend, antioxidativ, immunmodulierend, stoffwechselunterstützend.

Anwendungsgebiete:
Präventiv: Unterstützung des Herz-Kreislauf-Systems; Förderung der Blasen- und Prostatagesundheit; *Therapeutisch:* Blasenentzündungen; Prostatahyperplasie; Parasitenbefall; Cholesterinregulation.

Dosierung: keine besonderen Hinweise.

Achtung: Bei bestehenden Divertikeln oder Darmverschluss nur mit ärztlicher Rücksprache verwenden.

6.3.4 Leinsamen

Botanischer Name: Linum usitatissimum

Historisches: Lein ist eine der ältesten Nutzpflanzen der Welt mit einer Geschichte, die bis ins vierte Jahrtausend v. Chr. zurückreicht. In der Antike und im Mittelalter wurde Lein sowohl für seine Fasern zur Herstellung von Textilien wie Leinen als auch für vielseitige medizinische Anwendungen geschätzt, darunter die Förderung der Verdauung, Behandlung von Entzündungen und Linderung von Atemwegserkrankungen. Zudem spielte Leinöl eine wichtige Rolle als Nahrungsmittel und medizinisches Präparat. Kulturell galt der Lein in der ägyptischen Gesellschaft als Symbol der Reinheit und war eng mit rituellen Praktiken verbunden.

Wesentliche Vitalstoffe: Alpha-Linolensäure (Omega-3-Fettsäure), Faserstoffe, Linolsäure (Omega-6-Fettsäure), Mineralstoffe, Protein, Schleimstoffe, Vitamine.

Zellphysiologische Effekte: abführend, antiarteriosklerotisch, antioxidativ, blutdrucksenkend, blutzuckersenkend, cholesterinsenkend, darmunterstützend, entzündungsregulierend, hydratisierend, schleimhautschützend, verdauungsregulierend.

Anwendungsgebiete:
Präventiv: Unterstützung der Verdauung, Vorbeugung von Darmproblemen, Herz-Kreislauf-Gesundheit, Regulierung des Blutzuckerspiegels;
Therapeutisch: Atemwegserkrankungen, Cholesterin, Darmfunktion, Diabetes, Entzündungen, Haarpflege, Halsschmerzen, Hautgesundheit, Heiserkeit, Herzgesundheit, Reizdarm, Schleimhäute, Verdauungsbeschwerden, Verstopfung..

Dosierung: keine besonderen Hinweise.

Achtung: Bei bestehenden Divertikeln oder Darmverschluss nur mit ärztlicher Rücksprache verwenden.

6.3.5 Mandeln

Botanischer Name: Prunus dulcis

Historisches: Der Mandelbaum stammt ursprünglich aus Westasien und wurde von den Persern, Syrern, Griechen und Römern im Mittelmeerraum verbreitet. In verschiedenen Kulturen und Religionen symbolisieren Mandeln Wohlstand, Gesundheit, Hoffnung und die Verbindung zum Spirituellen. Historisch wurden Mandeln als Nahrungsmittel mit heilenden Eigenschaften sowie in der Kosmetik und Pharmazie verwendet. Insgesamt spielte der Mandelbaum eine bedeutende Rolle als Nahrungsquelle, Heilmittel und kulturelles Symbol.

Wesentliche Vitalstoffe: Calcium, Eisen, Faserstoffe, Kalium, Linolsäure (Omega-6-Fettsäure), Magnesium, Ölsäure (Omega-9-Fettsäure), Phosphor, Polyphenole, Protein, Selen, Vitamin A, B-Vitamine, Vitamin E, Zink.

Zellphysiologische Effekte: antioxidativ, cholesterinsenkend, darmunterstützend, entzündungsregulierend, immunstärkend, verdauungsfördernd.

Anwendungsgebiete:
Präventiv: Unterstützung des Herz-Kreislauf-Systems, Regulierung von Blutdruck und Cholesterinspiegel, Hautpflege; *Therapeutisch:* Magen-Darm-Beschwerden, Harnwegsinfekte, Gewichtsmanagement, Nervenschmerzen, Verdauungsförderung, Sehkraft, Sodbrennen.

Dosierung: keine besonderen Hinweise.

Achtung: keine besonderen Hinweise.

6.3.6 Mohnsamen

Botanischer Name: Papaver

Historisches: Mohnsamen stammen vermutlich aus dem Mittelmeerraum und wurden bereits in der Jungsteinzeit in Mitteleuropa kultiviert. In der Antike und im Mittelalter wurde Opium aus dem Schlafmohn als Schmerzmittel und zur Betäubung bei medizinischen Eingriffen verwendet. Kulturell symbolisierte Mohn Wohlstand und fand vielfältige Anwendungen, etwa zur Herstellung von Farbstoffen und Tinte. Insgesamt spielte Papaver eine zentrale Rolle als eines der ersten wirksamen Schmerzmittel und revolutionierte die medizinische Praxis.

Wesentliche Vitalstoffe: Alkaloide, Codein, Morphin, Noscapin, Papaverin.

Zellphysiologische Effekte: gefäßerweiternd, hustenstillend, krampflösend, schmerzstillend.

Anwendungsgebiete:
Präventiv: Unterstützung des Herz-Kreislauf-Systems, Vorbeugung leichter Krämpfe; *Therapeutisch:* Erektionsstörungen, Herz-Kreislaufsystem, Husten, Schmerzen, Spasmen.

Dosierung: keine besonderen Hinweise.

Achtung: Bei bestehenden Divertikeln oder Darmverschluss nur mit ärztlicher Rücksprache verwenden.

6.3.7 Paranüsse

Botanischer Name: Bertholletia excelsa

Historisches: Der Paranussbaum wächst im Amazonasgebiet und spielt seit Jahrtausenden eine zentrale Rolle in der Ernährung und Kultur der indigenen Völker Südamerikas. Seine nahrhaften Samen lieferten eine wichtige Energiequelle, reich an Proteinen, Fetten und dem seltenen Spurenelement Selen. Neben der Ernährung nutzten die Völker des Amazonas die Früchte auch in Ritualen und Zeremonien, da der Baum als Symbol für Fruchtbarkeit und Lebensenergie galt. Mit der Kolonialisierung gelangten die Paranüsse in den europäischen Handel, wo sie als Delikatesse geschätzt wurden. Ökologisch unterstützt der Baum durch seine großen Früchte und Samen die Verbreitung von Tierarten wie Agutis und Papageien und trägt so entscheidend zum Überleben des Amazonas-Regenwaldes bei.

Wesentliche Vitalstoffe: Magnesium, Phytinsäure, Phytosterine, Protein, Selen, ungesättigte Fettsäuren, Vitamin A, Vitamin B_1, Vitamin E.

Zellphysiologische Effekte: antioxidativ, cholesterinsenkend, entzündungsregulierend, immunstärkend.

Anwendungsgebiete:
Präventiv: Unterstützung des Immunsystems, Vorbeugung von Selenmangel und oxidativem Stress; *Therapeutisch:* Anämie, Cholesterinspiegel, Darmbeschwerden, Energieversorgung, Haargesundheit, Hautgesundheit, Hepatitis, Immunsystem, Prostatakrebs, Schwangerschaftsstreifen.

Dosierung: keine besonderen Hinweise.

Achtung: keine besonderen Hinweise.

6.3.8 Sesamsamen

Botanischer Name: Sesamum indicum

Historisches: Sesam, domestiziert in Südasien vor etwa 4.000 Jahren, zählt zu den ältesten Ölpflanzen. In der Antike wurden Sesam und Sesamöl in Kulturen wie Mesopotamien und Ägypten für kulinarische, rituelle und medizinische Zwecke geschätzt, beispielsweise zur Behandlung von Magen-Darm-Entzündungen und Cholera. Sesam fand Anwendung beim Kochen, in der Parfümherstellung und als Salböl für Tempeltüren. Wirtschaftlich war Sesam aufgrund seiner Widerstandsfähigkeit in trockenen und heißen Gebieten von großer Bedeutung und verbreitete sich weit.

Wesentliche Vitalstoffe: Aminosäuren, Lecithin, Linolsäure (Omega-6-Fettsäure), Mengenelemente, Ölsäure (Omega-9-Fettsäure), Palmitinsäure, Phytosterole, Sesamin, Sesamolin, Spurenelemente, Stearinsäure, Vitamin E.

Zellphysiologische Effekte: antioxidativ, antitumoral, blutzuckersenkend, cholesterinsenkend, entzündungsregulierend, neuroprotektiv.

Anwendungsgebiete:
Präventiv: Unterstützung der Herz-Kreislauf-Gesundheit, Haut- und Haarpflege, Vorbeugung von Verdauungsproblemen; *Therapeutisch:* Akne, Haarpflege, Hautpflege, Herz-Kreislauf-System, Leber, Nieren, Magen-Darm-Beschwerden, UV-Schutz, Verstopfung, Wundheilung.

Dosierung: keine besonderen Hinweise.

Achtung: Bei bestehenden Divertikeln oder Darmverschluss nur mit ärztlicher Rücksprache verwenden.

6.3.9 Walnüsse

Botanischer Name: Juglans regia

Historisches: Die Walnuss stammt ursprünglich aus Persien und verbreitete sich vor etwa 7.000 Jahren über Handelswege nach Zentralasien, China und Europa. In der Antike wurde sie sowohl als Nahrungsquelle als auch für ihre medizinischen Eigenschaften geschätzt, während sie im Mittelalter unter Karl dem Großen vermehrt in Zentraleuropa kultiviert wurde. Walnüsse und Walnussöl wurden in der Volksmedizin zur Behandlung von Verdauungsproblemen, Fieber und Hauterkrankungen eingesetzt. Zudem spielte die Walnuss eine wichtige kulturelle Rolle, beispielsweise als traditionelle Begleitfrucht des Weins in bestimmten europäischen Regionen.

Wesentliche Vitalstoffe: Ellagsäure, Flavonoide, Gerbstoffe, Mineralstoffe, Omega-3-Fettsäuren, Polyphenole, Protein, Tannine, Vitamine.

Zellphysiologische Effekte: antimikrobiell, antioxidativ, blutzuckersenkend, cholesterinsenkend, entzündungsregulierend, immunstimulierend, kreislaufstärkend.

Anwendungsgebiete:
Präventiv: Unterstützung des Herz-Kreislauf-Systems, Vorbeugung von Haut- und Knochenerkrankungen, Stärkung des Immunsystems;
Therapeutisch: Arthritis, Arthrose, Erkältungsabwehr, Gicht, Hautleiden, Hauterkrankungen, Knochenerkrankungen, Menstruationsbeschwerden, Rheumatismus, Schwitzen, Verdauungsprobleme, Verstopfung.

Dosierung: keine besonderen Hinweise.

Achtung: keine besonderen Hinweise.

HEILENDE PILZE

6.4.1 Chaga

Botanischer Name: Inonotus obliquus

Historisches: Chaga (bzw. Schiefer Schillerporling) hat eine tief verwurzelte historische Bedeutung in der traditionellen Medizin verschiedener Kulturen, insbesondere bei indigenen Völkern Nordamerikas und Russlands. Der Pilz wurde zur Behandlung von Magen-Darm- und Herz-Kreislauf-Erkrankungen, Tuberkulose sowie zur Stärkung des Immunsystems und Entzündungsregulierung eingesetzt. Zudem hatte Chaga eine spirituelle Bedeutung, da man glaubte, er könne das Leben verlängern und die Jugend erhalten, daher ist er auch als „Pilz der Unsterblichkeit" bekannt. Traditionell wurde Chaga als Tee oder gerösteter Kaffee zubereitet und wird bis heute wegen seiner gesundheitsfördernden Eigenschaften geschätzt.

Wesentliche Vitalstoffe: B-Vitamine, Beta-Glucane, Betulinsäure, Inotodiol, Melanin, Mineralstoffe, Phytosterole, Tramentenolsäure, Vitamin D (Ergosterol).

Zellphysiologische Effekte: antioxidativ, antitumoral, entzündungsregulierend, immunmodulierend, leberschützend.

Anwendungsgebiete:
Präventiv: Unterstützung des Immunsystems, Stärkung von Leber, Herz-Kreislauf- und Magen-Darm-Funktionen; *Therapeutisch:* Bauchspeicheldrüse, Diabetes, Erschöpfung, Hautgesundheit, Herz-Kreislauf-Erkrankungen, Immunsystem, Leber, Magen-Darm Beschwerden, Milz, Mundgesundheit, Tuberkulose, Wundreinigung.

Dosierung: Die Anwendung richtet sich nach der Zubereitungsform: bei getrocknetem Pilz 1-3 g täglich oder 250-1000 mg Extrakt, aufgeteilt auf 2 Einnahmen.

Achtung: Aufgrund des Gehalts an Oxalsäure nicht in großen Mengen verwenden, besonders vorsichtig bei Nierenproblemen oder Neigung zu Nierensteinen.

6.4.2 Cordyceps

Botanischer Name: Cordyceps militaris

Historisches: Der Cordyceps-Pilz, in der traditionellen chinesischen und tibetischen Medizin als „Winterwurm-Sommergras" bekannt, blickt auf eine faszinierende, jahrhundertealte Geschichte zurück. Seine Entdeckung wird Hirten im Himalaya zugeschrieben, die beobachteten, wie ihre Tiere nach dem Verzehr des Pilzes vitaler wurden. Erste schriftliche Erwähnungen stammen aus dem 15. Jahrhundert in Tibet und dem 17. Jahrhundert in China, wobei seine Nutzung vermutlich viel älter ist. Historisch war der seltene Pilz extrem kostbar, oft Gold wert, und Kaisern sowie Würdenträgern vorbehalten. Er galt als Tonikum zur Stärkung von Energie und Organfunktionen sowie zur Verbesserung von Ausdauer und Libido. Weltweite Bekanntheit erlangte Cordyceps in den 1990er Jahren durch chinesische Athleten, was den Bedarf enorm steigerte.

Wesentliche Vitalstoffe: Adenosin, Aminosäuren, B-Vitamine, Beta-Glucane, Cordycepin, Cordycepinsäure, Mineralstoffe, Vitamin D (Ergosterol), Vitamin E, Vitamin K_1.

Zellphysiologische Effekte: antitumoral, antioxidativ, entzündungsregulierend, immunmodulierend.

Anwendungsgebiete:
Präventiv: Unterstützung von Immunsystem, Energiehaushalt, Lungenfunktion, Herzgesundheit; *Therapeutisch:* Atemprobleme, Blutzuckerspiegel, Cholesterinspiegel, Muskelregeneration, Müdigkeit, Stressresistenz.

Dosierung: Die Anwendung richtet sich nach der Zubereitungsform: Bei getrocknetem Pilz 1–3 g täglich oder 300–1000 mg Extrakt, aufgeteilt auf 2 Einnahmen.

Achtung: keine besonderen Hinweise.

6.4.3 Igel-Stachelbart (Löwenmähne)

Botanischer Name: Heriium erinaceus

Historisches: Der Igel-Stachelbart, auch Löwenmähne genannt, spielt seit Jahrhunderten eine bedeutende Rolle in der traditionellen asiatischen Medizin. In der TCM wurde er als Tonikum für das Nervensystem, Herz und Leber verwendet sowie zur Verbesserung der Verdauung und Stärkung des Immunsystems. In Japan nutzten Yamabushi-Mönche den Pilz zur Förderung von Langlebigkeit, Gesundheit und Konzentration während der Meditation.

Wesentliche Vitalstoffe: Aminosäuren, Beta-Glucane, Erinacine, Hericenone, Mineralstoffe, Triterpene, Vitamine.

Zellphysiologische Effekte: antimikrobiell, antitumoral, antioxidativ, cholesterinsenkend, entzündungsregulierend, gedächtnisfördernd, immunmodulierend, leberschützend, magenschützend, neuroprotektiv, neuroregenerativ, blutzuckersenkend, triglyceridsenkend.

Anwendungsgebiete:
Präventiv: Unterstützung von Nervensystem, Gedächtnisleistung, Immunsystem; *Therapeutisch:* Allergien, Angstzustände, Asthma, Bluthochdruck, Darmflora, Darmentzündungen, Demenz, Depression, Gedächtnis, Herzgesundheit, Immunsystem, Konzentration, Krebsbehandlung, Krebsprävention, Magengeschwür, Neurodermitis, Nervensystem, Reflux, Schlafstörungen, Sodbrennen, Verdauung, Wechseljahrsbeschwerden.

Dosierung: Die Anwendung richtet sich nach der Zubereitungsform: bei getrocknetem Pilz 1-3 g täglich oder 300-1000 mg Extrakt, aufgeteilt auf 2 Einnahmen.

Achtung: Die regelmäßige Verwendung von Löwenmähne kann bei niedrigem Blutdruck und der Nutzung von Blutverdünnern problematisch sein und sollte vorher mit einem Arzt abgeklärt werden.

6.4.4 Maitake

Botanischer Name: Grifola frondosa

Historisches: Maitake hat eine lange Tradition in Ostasien, wo er seit über 5.000 Jahren in der traditionellen chinesischen Medizin und der japanischen Küche verwendet wird. Historisch wurde Maitake zur Stärkung des Immunsystems und zur Behandlung verschiedener gesundheitlicher Beschwerden eingesetzt. Neben seiner medizinischen Bedeutung ist er auch ein geschätzter Speisepilz in der japanischen Gastronomie. Die moderne Forschung bestätigt seine gesundheitlichen Vorteile, einschließlich der Unterstützung des Immunsystems und der Blutzuckerkontrolle.

Wesentliche Vitalstoffe: Aminosäuren, B-Vitamine, Beta-Glucane, D-Fraction, Flavonoide, Lektine, Mineralstoffe, Vitamin C, Vitamin D (Ergosterol).

Zellphysiologische Effekte: antitumoral, antioxidativ, blutdrucksenkend, blutzuckersenkend, cholesterinsenkend, entzündungsregulierend, immunmodulierend.

Anwendungsgebiete:
Präventiv: Unterstützung des Immunsystems, Blutzuckerkontrolle, Vorbeugung von Herz-Kreislauf-Erkrankungen; *Therapeutisch:* Allergien, Bluthochdruck, Cholesterin, Diabetes, Immunschwächekrankheiten, Immunsystem, Knochengesundheit, Krebs, Ovulationsförderung.

Dosierung: Die Anwendung richtet sich nach der Zubereitungsform: bei getrocknetem Pilz 1-3 g täglich oder 300-1000 mg Extrakt, aufgeteilt auf 2 Einnahmen.

Achtung: keine besonderen Hinweise.

6.4.5 Reishi

Botanischer Name: Ganoderma lucidum

Historisches: Reishi hat eine über 2.000-jährige Geschichte in der traditionellen asiatischen Medizin, insbesondere in China, Japan und Vietnam. In der chinesischen Kultur symbolisiert der Pilz spirituelle Potenz, Erfolg sowie Langlebigkeit. Traditionell wurde er zur Stärkung des Immunsystems, zur Behandlung von Atemwegserkrankungen, Schlaflosigkeit und zur Förderung der Wundheilung eingesetzt. Aufgrund seiner kulturellen und medizinischen Bedeutung wird Reishi bis heute als wertvolles Heilmittel geschätzt.

Wesentliche Vitalstoffe: Aminosäuren, B-Vitamine, Beta-Glucane, Mineralstoffe, Nukleoside, Phenole, Steroide, Triterpene (insbesondere Ganodersäuren), Vitamin D (Ergosterol), Vitamin E.

Zellphysiologische Effekte: antithrombotisch, antitumoral, antioxidativ, blutdrucksenkend, entzündungsregulierend, immunmodulierend, leberschützend, schlaffördernd.

Anwendungsgebiete:
Präventiv: Unterstützung des Immunsystems, Herzgesundheit, Wundheilung; *Therapeutisch:* Atemwegserkrankungen, Blutzucker, Rheumatismus, Schlafförderung, Leber.

Dosierung: Die Anwendung richtet sich nach der Zubereitungsform: bei getrocknetem Pilz 1-3 g täglich oder 300-1000 mg Extrakt, aufgeteilt auf 2 Einnahmen.

Achtung: Die regelmäßige Verwendung von Reishi kann bei niedrigem Blutdruck und der Nutzung von Blutverdünnern problematisch sein und sollte vorher mit einem Arzt abgeklärt werden.

6.4.6 Shiitake

Botanischer Name: Lentinula edodes

Historisches: Shiitake-Pilze stammen ursprünglich aus Ostasien und werden seit Tausenden von Jahren in China und Japan sowohl als Nahrungsmittel als auch als Heilmittel geschätzt. Sie spielten eine wichtige kulturelle Rolle und wurden unter anderem als Geschenke für Kaiser und Könige verwendet. In der traditionellen Medizin diente Shiitake zur Stärkung des Immunsystems und zur Behandlung diverser Krankheiten, einschließlich Krebs und Herz-Kreislauf-Beschwerden. Heutzutage werden Shiitake-Extrakte wegen ihrer immunstimulierenden und tumorhemmenden Eigenschaften in der Krebsbehandlung und zur Unterstützung des Immunsystems eingesetzt.

Wesentliche Vitalstoffe: Aminosäuren, B-Vitamine, Eritadenin, Lentinan, Lenthionin, Mineralstoffe, Nukleotide, Vitamin C, Vitamin D (Ergosterol).

Zellphysiologische Effekte: antimikrobiell, antitumoral, cholesterinsenkend, entzündungsregulierend, immunstimulierend.

Anwendungsgebiete:
Präventiv: Unterstützung des Immunsystems, Herz-Kreislauf-Gesundheit, Cholesterinregulation, allgemeine Abwehrkräfte; *Therapeutisch:* Allergien, Cholesterin, Darmflora, degenerative Erkrankungen, Herz-Kreislauf-Erkrankungen, Haut, Immunsystem, Infektionen, Knochengesundheit, Krebsbehandlung, Leber, Verdauung.

Dosierung: Die Anwendung richtet sich nach der Zubereitungsform: bei getrocknetem Pilz 1-3 g täglich oder 300-1000 mg Extrakt, aufgeteilt auf 2 Einnahmen.

Achtung: keine besonderen Hinweise.

6.4.7 Zunderschwamm

Botanischer Name: Fomes fomentarius

Historisches: Der Zunderschwamm spielte seit über 10.000 Jahren eine bedeutende Rolle bei der Feuerentfachung und wurde u.a. von historischen Figuren wie Ötzi, dem 1991 in den Ötztaler Alpen gefundenen „Mann aus dem Eis", verwendet. Im Mittelalter und bis ins 19. Jahrhundert wurde er vielseitig in der Medizin eingesetzt, beispielsweise zur Blutstillung, Wundbehandlung und Schmerzlinderung. Zudem fand der Pilz Anwendung bei der Herstellung von Kleidung und verschiedenen Werkstoffen. Diese vielfältigen Nutzungen unterstreichen die historische Bedeutung des Zunderschwamms als praktisches und medizinisches Mittel.

Wesentliche Vitalstoffe: Beta-Glucane, Chitin, Faserstoffe, Flavonoide, Glucuronsäure, Hyaluronsäure, Melanin, Mineralstoffe, Phenole, Sterole, Triterpene.

Zellphysiologische Effekte: antimikrobiell, antitumoral, antioxidativ, blutstillend, entzündungsregulierend, immunmodulierend, stark entgiftend, wundheilfördernd.

Anwendungsgebiete:
Präventiv: Unterstützung des Immunsystems, Entgiftung; *Therapeutisch:* Arthrose, Blasenleiden, Diabetes, Entgiftung, Hauterkrankungen, Infekte, Krebs, Leber, Lungenerkrankungen, Magen-Darm-Erkrankungen, Menstruationsbeschwerden, Rheuma, Stress, Wundversorgung.

Dosierung: Die Anwendung richtet sich nach der Zubereitungsform: bei getrocknetem Pilz 1-3 g täglich oder 300-1000 mg Extrakt, aufgeteilt auf 2 Einnahmen.

Achtung: Der Zunderschwamm taucht aufgrund seiner zahlreichen Vorzüge prominent und im Detail erklärt in meinem Buch „Effektiv entgiften" auf. Durch die synergetische Kraft seiner Inhaltsstoffe unterstützt er unseren Körper auf herausragende Weise, Toxine zu binden und auszuleiten sowie oxidativen Zellstress deutlich zu reduzieren.

103. Allgeier 2023, 76

104 Ein ätherisches Öl ist die hochkonzentrierte Essenz einer Heilpflanze. Auf diese Weise kann die Wirkung eines Heilkrauts um das bis zu 10.000-fache erhöht werden. Viele der heilenden Kräuter und Gewürze in Kapitel 6.2 gibt es auch in Form eines ätherischen Öls (normalerweise in 5- oder 15-Milliliter-Fläschchen abgefüllt).

Für weitere Informationen zu den ätherischen Ölen gehe gerne auf meine Homepage www.marcushoelzl.com.

SCHLUSSBETRACHTUNG

„Essen ist ein wichtiger Bestandteil einer gesunden Ernährung."

Fran Lebowitz (*1950)

Schriftstellerin

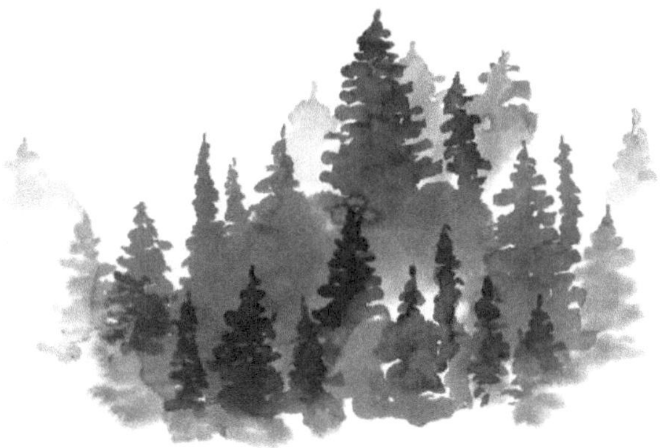

Würden wir die Frage aufwerfen, warum wir Menschen eigentlich essen, ließe sich diese pragmatisch in zwei Sätzen beantworten:

1. Wir essen, um in unseren Zellen Energie erzeugen zu können.

2. Wir essen, um Baustoffe für die Zellen zu erhalten.

Da wir allerdings nicht nur ein Android ohne emotional-seelische Bedürfnisse sind, bin ich geneigt, noch eine dritte Aussage hinzuzufügen:

3. Wir essen, um Freude zu empfinden und Gemeinschaft zu erleben.

Diesen letzten Aspekt dürfen wir nicht geringschätzen, denn er ist einer der Hauptgründe, weshalb so viele Menschen ihre destruktiven Ernährungsmuster wider besseres Wissen beibehalten. Zweifellos ist es essentiell, Freude und manchmal vielleicht sogar ein Empfinden des Glücks aus unserer Kost bzw. aus der Gesellschaft, mit der wir es teilen, zu beziehen; denn ein ausgeglichenes, heiteres, von innerem Frieden geprägtes Seelenleben zählt zu den immunstimulierendsten und somit gleichzeitig krankheitspräventivsten Faktoren, die es gibt. Der Punkt ist: Durch eine Ernährung, die der Zelle nicht bekommt und wenig artgerecht ist, machen wir viele dieser Vorzüge wieder zunichte. Mehr als das: Es gibt Essen, das für gute Stimmung sorgt und einer positiven Lebenseinstellung Vorschub leistet – und es gibt Essen, welches das genaue Gegenteil bewirkt. Erinnern wir uns beispielsweise an die Aminosäure Tryptophan, die zwingend notwendig ist, damit Serotonin für ein entspanntes Gemüt und Melatonin für einen tiefen Schlaf entstehen können. Erinnern wir uns an die Methylgruppen, die für unsere epigenetische Programmierung von überragender Bedeutung sind. Und erinnern wir uns an den Sonderfall Vitamin D, eigentlich ein Hormon, das uns in der dunklen Jahreszeit bei zu geringer Zufuhr geradewegs in die Winterdepression führt.

Diese Liste ließe sich noch beliebig fortsetzen, aber ich hoffe, die wesentliche Botschaft kristallisiert sich heraus: Wir beeinflussen mit dem, was wir essen, sowohl unsere physische als auch unsere psychische Gesundheit maßgeblich. Zwei Sphären, die nicht voneinander zu trennen sind, sondern sich wie kommunizierende Gefäße verhalten und einander zutiefst beeinflussen. Wir sind, was wir essen. Oder aber: Wir werden im Laufe der Jahre das, was wir essen – anatomisch, physiologisch, biochemisch, psychisch und epigenetisch. Die Richtung dieses Schöpfungsprozesses – nicht weniger ist es, da sich unsere Zellen ständig erneuern und wir im Durchschnitt alle 100 Tage einen neuen Körper haben – obliegt uns. Wenn wir die bewusste Entscheidung dafür treffen, können wir uns mehr der Zell**re**generation als der Zell**de**generation zuwenden. Wir sind in der Lage, die Selbstheilungskräfte, über die unser Organismus sein ganzes Leben lang verfügt, zu stimulieren anstatt sie zu unterdrücken. Unsere Ernährung gibt uns dafür einen unfassbar mächtigen Hebel an die Hand.

Was ist (physisches) Heilsein, was ist Heilung eigentlich? Heilsein ist ein Zustand und Heilung ist ein Prozess, beides aber kann ursächlich nur von innen heraus geschehen. Keine andere Instanz als Dein eigener Körper ist in der Lage, Heilsein aufrechtzuerhalten bzw. Heilung zu initiieren. Das, was wir tatsächlich bewusst und gezielt beeinflussen können, ist, dem Körper Instrumente und Werkzeuge zur Verfügung zu stellen, die Heilsein und Heilung bestärken. Das ist übrigens keine Erkenntnis, die ich für mich in Anspruch nehme. Wesentlich berufenere Münder haben sie schon in Worte gefasst, so zum Beispiel der Urwalddoktor und Friedensnobelpreisträger Albert Schweitzer, der da meinte: „Ich verrate Ihnen ein Berufsgeheimnis: Jeder Mensch heilt sich selbst!"

Gabriele – aus der Nähe von Wien und Jahrgang 1960 – hat einen schönen Erfahrungsbericht darüber verfasst, wie ihre nach eigenen Worten „gar nicht so spektakuläre" Ernährungsumstellung im Laufe der Zeit für große, spürbare und nennenswerte Veränderungen in ihrem Wohlbefinden und auch ihrem äußeren Erscheinungsbild sorgte. In ihrem Fall war es ein langsamer, doch stetiger Prozess, der sie zur für sie adäquaten Essensweise hinführte. Für einen anderen Menschen wird sich dieser Weg unterschiedlich gestalten. Das Vertrauen in das eigene Körpergefühl und die eigene Intuition dienten ihr als maßgebliche Leuchtfeuer entlang dieses zuweilen verschlungen scheinenden Pfades. Es sind in der Tat diese beiden Orientierungsinstanzen, die sich jeder zunutze machen kann. Gabriele schrieb mir folgende Worte:

„Ich finde meine Ernährungsumstellung gar nicht so spektakulär, weil sie nach und nach erfolgte und es mir nicht schwerfiel. Ich hatte vor gut sieben Jahren immer weniger das Bedürfnis, Fleisch und Wurst zu essen. Es war nicht dem geschuldet, einem Modetrend in Sachen Ernährung folgen zu wollen, sondern weil mein Geschmack sich veränderte. Ich konnte kein Schweinefleisch mehr essen, ohne das Gefühl zu haben, einem Ferkelchen in den Hintern zu beißen. Geflügel war deswegen meine erste Alternative. Als ich dann auch hier – besonders bei Pute – eine Abneigung entwickelte, hielt ich es für vernünftig, den Signalen meines Körpers zu folgen und auch hier einen Schlussstrich zu ziehen.

Die nächste größere Erfahrung kam dann nach einer 14-tägigen Fastenkur und dem darauffolgenden Besuch bei einer veganen Messe. Eine junge Frau zeigte einen für mich sehr mitreißenden, traurigen Film, wie die Tiere in Massenbetrieben vergewaltigt werden. Kühe müssen dort das Zehnfache ihrer Milch produzieren. Die Euter waren aufgequollen und nahe am Platzen. Ich war extrem geschockt. Von da an aß ich überhaupt kein Fleisch mehr. Über die Jahre hinweg hat sich das übrigens auch wieder etwas relativiert. Ich esse ab und zu ein Hühnchen – hauptsächlich in der Grippezeit für eine kräftige Suppe – oder Fisch von einem Freund, der besonders gute Saiblinge grillt, da mache ich eine Ausnahme. Das muss natürlich Bio-Qualität sein. Also am liebsten von einem Bauern ab Hof oder einem Laden, der mir diese Qualität garantiert.

Ansonsten ernähre ich mich ausschließlich vegetarisch. Viel Obst und Gemüse. Mein Sauerteigbrot mit herrlichen Gewürzen bäckt ein lieber Freund (ich weiß, dass er für die Rohstoffe nur beste Qualität nimmt und das schmeckt man auch). Rohkost alleine ist nicht so geeignet für mich (außer im Sommer für Salate usw.). Auch mit Milch und Weizenmehl hatte ich eine klare Entscheidung getroffen – wir mussten uns leider trennen. Ich hatte danach immer starke Verdauungsprobleme und das machte sich mit einem Blähbauch bemerkbar. Ab und zu kann ich es trotzdem nicht ganz verhindern, zu solchen Nahrungsmitteln zu greifen. Ich bin kein Party-Crasher, der seine bevorzugte Liste von Nahrungsmitteln seinem Gastgeber per Mail zukommen lässt.

Fazit: Ich falle nach dem Essen nicht mehr in ein ‚Fresskoma' und fühle mich dadurch insgesamt viel agiler. Meinem Körper tut es gut. Das lohnt er mir mit viel Energie und einer schönen Haut. Ich könnte noch einiges verbessern, das ist klar. Aber die Vorteile, die ich aus den bisherigen Veränderungen meiner Ernährung über die letzten Jahre hinweg gezogen habe, die spüre ich Tag für Tag deutlich. Und das tut sehr gut."

Manchen destruktiven Aspekten unserer heutigen Welt können wir uns nicht entziehen. Leben wir in der Stadt, sind wir Feinstaub und Elektrosmog in überdurchschnittlichem Ausmaß ausgesetzt. Leben wir am Land, kann es sein, dass am nächsten Feld Spritzmittel ausgebracht werden. Immer gibt es zwar Mittel und Wege, die Situation zu verbessern, doch bestimmte externe Faktoren können wir schlicht und ergreifend nicht direkt beeinflussen. Worüber wir aber immer und überall die alleinige Hoheitsgewalt ausüben, ist, welche Art von Nahrung wir unserem Körper einverleiben. Diese Art von Macht sollten wir weise und mit Bedacht nutzen, denn es gilt: Alles, was wir essen, besteht aus Atomen. Und jedes Atom, mag es auch für sich genommen noch so klein und unbedeutend erscheinen, entfaltet eine Wirkung auf unseren Zellverbund namens Körper. Lassen wir es eine positive, stärkende und vitalisierende Wirkung sein!

GLOSSAR

„Erstens: Ernährung ist der Generalschlüssel für unsere Gesundheit. Zweitens: Was die meisten von uns für vernünftiges Essen halten – ist es nicht.

“

Thomas Colin Campbell (*1934)

Biochemiker und Ernährungsforscher

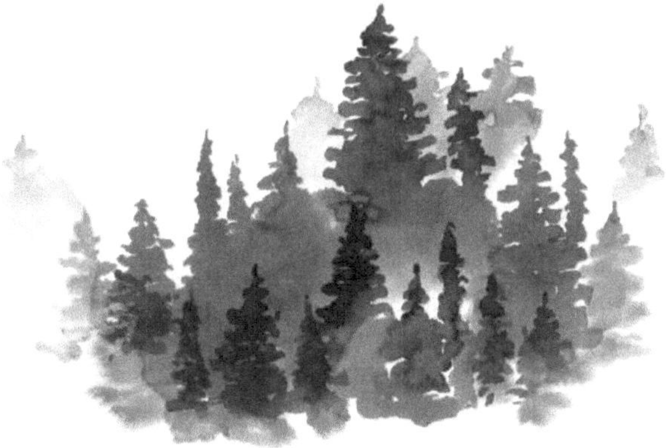

Zellphysiologische Effekte

T

V

W

Z

Anwendungsgebiete

E

F

G

H

I

J

K

L

M

N

O

P

R

QUELLEN

„Wenn die Ernährung schlecht ist, hilft die beste Medizin nichts. Wenn die Ernährung gut ist, wird keine Medizin gebraucht.“

Ayurvedisches Sprichwort

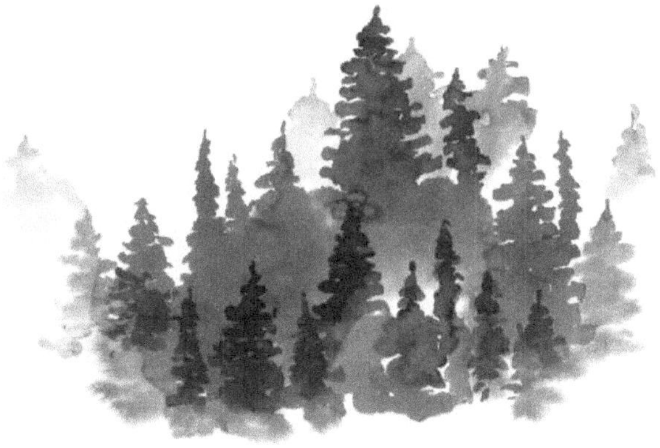

Literatur

- Allgeier, Kurt: 4000 Jahre Naturheilkunde – Erfolg mit der sanften Medizin; Rottenburg 2023
- Batmanghelidj, Dr. med. F.: Sie sind nicht krank, Sie sind durstig! Heilung von innen mit Wasser und Salz; Kirchzarten 2016
- Béliveau, Dr. med. Richard; Gingras, Dr. med. Denis: Krebszellen mögen keine Himbeeren. Nahrungsmittel gegen Krebs – das Immunsystem stärken und gezielt vorbeugen; München 2010
- Buchholz, Michael H.: Alles was du willst – Die Universellen Erwerbsregeln für ein erfülltes Leben; Aachen 2002
- Clayton, Paul: Out of the Fire. Warum chronische Entzündung die Wurzel aller Krankheit ist und wie man die Flammen der Entzündung löscht; Oxford 2013
- Clayton, Paul: Lass deine Nahrung deine Pharmakonutrition sein. Der neue Weg zu Gesundheit, Heilung und Glück; Oxford 2018
- Cooper, Dr. Kenneth H.: Die neuen Gesundmacher: Antioxidantien; München 1995
- Davis, Dr. med. William: Weizenwampe: Warum Weizen dick und krank macht; München 2013
- DiNicolantonio, Dr. James & Mercola, Dr. Joseph: Superkraftstoff Fett. Die ketogenen Schlüssel zu den Geheimnissen gutter Fette, schlechter Fette und einer optimalen Gesundheit; Rottenburg 2019
- Dispenza, Dr. Joe: Becoming Supernatural – How Common People Are Doing the Uncommon; London 2017
- Fasano, Prof. Dr. med. Alessio: Die ganze Wahrheit über Gluten; München 2015
- Fife, Bruce: Fett heilt, Zucker tötet; Rottenburg 2023
- Fife, Bruce: Kokosöl – Das kostbare Lebenselixier für ihre Gesundheit und Schönheit; Rottenburg 2020
- Friedinger, Martina und Michael: MAP – die Entdeckung aus der Natur. Für optimalen Zellaufbau; Linz 2011
- Hamann, Brigitte: Die 50 besten Superfoods – Gesundheit kann man essen; Rottenburg 2021
- Hartenbach, Prof. Dr. med. Walter: Die Cholesterinlüge. Das Märchen vom bösen Cholesterin; München 2002
- Kalamian, Miriam: Keto gegen Krebs; Rottenburg 2018
- Kegel, Bernhard: Epigenetik – Wie Erfahrungen vererbt werden; Köln 2015
- Lipton, Bruce H.: Intelligente Zellen. Wie Erfahrungen unsere Gene steuern; Dorfen 2019

- Lustig, Dr. Robert H.: Die bittere Wahrheit über Zucker. Wie Übergewicht, Diabetes und andere chronische Krankheiten entstehen und wie wir sie besiegen können; München 2021
- Perlmutter, Dr. David: Dumm wie Brot – wie Weizen schleichend Ihr Gehirn zerstört; München 2014
- Pfeifer, Melanie: Im Einklang mit der Schilddrüse; Leobersdorf 2024
- Raustein, Torsten: Low-Carb Vegan für den ganzen Tag – Erlebe vegane Vielfalt ohne Kohlenhydrate vom Frühstück bis zum Abendessen!; Fulda 2024
- Ross, Julia: Was die Seele essen will. Die Mood Cure; Stuttgart 2019
- Schmid, Reiner Otto & Binder, Walter: Krill-Öl – Gesundheit aus der Antarktis; Inning am Ammersee 2014
- Sitchin, Zecharia: Der zwölfte Planet; Rottenburg 2003
- Unshelm, Dr. med. Rosemarie: Zell-Vitalisierung. Von der Erschöpfung in die Kraft – in sechs Schritten wie neugeboren; München 2017
- Verein zur Förderung von Wellness und Selbsthilfe (Hg.): Die 10-Tage-Transformation – Entfalten Sie Ihr genetisches Potential; 2021
- Weikl, Susanne: Gene als Chance. Wie wir unser genetisches Schicksal selbst bestimmen; Darmstadt 2017
- Winston, David & Maimes, Steven: Adaptogene – Kraft, Ausdauer und Stressabbau mit Heilpflanzen; Rottenburg 2019
- Wührer, Klaus: Prophylaxe und Therapie durch artgerechte Ernährung; Ortenburg 2015
- Yudkin, John: Pure, White and Deadly: How Sugar Is Killing Us and What We Can Do To Stop It; London 1972

Onlinequellen

- Antwerpes, Dr. Frank et al.: Chemie, 15.1.2024; in: https://flexikon.doccheck.com/de/Chemie, abgerufen am 28.6.2024
- Deutsche Gesellschaft für Ernährung (DGE): trans-Fettsäuren und die Gesundheit, Juli 2016; in: https://www.dge.de/wissenschaft/fachinformationen/trans-fettsaeuren-und-die-gesundheit, abgerufen am 4.2.2025
- diagnose:funk: Mobilfunkstrahlung schädigt Salatpflanzen, 8.4.2023; in: https://www.diagnose-funk.org/aktuelles/artikel-archiv/detail?newsid=1963, abgerufen am 9.2.25
- Holick, Michael F. et. al.: Disassociation of Vitamin D's Calcemic Activity and Non-calcemic Genomic Activity and Individual Responsiveness: A Randomized Controlled Double-Blind Clinical Trial, 27.11.2019; in: https://pubmed.ncbi.nlm.nih.gov/31776371/, abgerufen am 18.2.25

- Human Ageing Genomic Resources; in: https://genomics.senescence.info, abgerufen am 5.7.2024
- Manz, Anna: Unfruchtbarer Lebensstil - Auch Fastfood und Cannabis schaden den Spermien, 15.9.2023; in: https://www.scinexx.de/dossierartikel/unfruchtbarer-lebensstil, abgerufen am 24.6.2024
- Max-Planck-Gesellschaft: Epigenetik – Verpackungskunst in der Zelle, 24.2.2015; in: https://www.youtube.com/watch?v=0VQ62pD5eqQ, abgerufen am 5.7.2024
- Plass, Dr. Christoph (Deutsches Krebsforschungszentrum): Epigenetik und Krebs – vom Ein- und Ausschalten der Gene, 21.2.2014; in: https://www.youtube.com/watch?v=lV06fL9BGmc, abgerufen am 13.8.2024
- Sperr, Elisabeth MSc / Gruber, Dr. Marlies: Hochverarbeitete Lebensmittel, 11.7.2024; in: https://www.forum-ernaehrung.at/artikel/detail/news/detail/News/faq-hochverarbeitete-lebensmittel, abgerufen am 15.9.2024
- Steinort, Jennifer Ann: Der Nährstoffgehalt in Lebensmitteln früher und heute: Was hat sich verändert?, 29.10.2020; in: https://www.foryouehealth.de/gesund-leben-blog/naehrstoffgehalt_in_lebensmitteln.html, abgerufen am 15.9.2024
- Tran, Dr. Nam Trung et al. (Technische Universität Darmstadt): Impacts of Radio-Frequency Electromagnetic Field (RF-EMF) on Lettuce (Lactuca sativa)—Evidence for RF-EMF Interference with Plant Stress Responses, 23.2.2024; in: https://www.mdpi.com/2223-7747/12/5/1082, abgerufen am 15.9.2024
- Zbikowski, Frauke: Pestizide gelangen bis auf die Berggipfel, 12.2.2024; in: https://www.faz.net/aktuell/wissen/leben-gene/umweltgifte-im-vinschgau-in-suedtirol-verteilen-sich-pestizide-bis-in-die-berge-19508110.html, abgerufen am 9.2.25

Filme

- Spurlock, Morgan: Super Size Me; USA 2004
- Straubinger, Peter-Arthur: Am Anfang war das Licht; Österreich 2010

Weiterführende Hinweise

Auf meiner Homepage kannst Du Dich für meinen Newsletter anmelden (in der Fußleiste):

ZUM NEWSLETTER

www.marcushoelzl.com

Webinare sowie weitere Informationen und Links von mir findest Du hier:

ZUM LINKTREE

https://linktr.ee/marcushoelzl

Haftungsausschluss

Die Umsetzung aller enthaltenen Informationen, Anleitungen und Strategien dieses Werkes erfolgt auf eigenes Risiko. Für etwaige Schäden jeglicher Art können Autor und Verlag aus keinem Rechtsgrund eine Haftung übernehmen. Für Schäden materieller oder ideeller Art, die durch die Nutzung oder Nichtnutzung der Informationen bzw. durch die Nutzung fehlerhafter und/oder unvollständiger Informationen verursacht wurden, sind Haftungsansprüche gegen Autor oder Verlag grundsätzlich ausgeschlossen. Ausgeschlossen sind daher auch jegliche Rechts- und Schadensersatzansprüche. Dieses Werk wurde mit größter Sorgfalt nach bestem Wissen und Gewissen erarbeitet und niedergeschrieben. Für die Aktualität, Vollständigkeit und Qualität der Informationen übernehmen Autor und Verlag jedoch keinerlei Gewähr. Auch können Druckfehler und Falschinformationen nicht vollständig ausgeschlossen werden. Für fehlerhafte Angaben von Autor und Verlag kann keine juristische Verantwortung sowie Haftung in irgendeiner Form übernommen werden.

Urheberrecht

Dieses Buch wurde in Übereinstimmung mit den GPSR-Richtlinien der EU zur Sicherheit von Produkten erstellt.

Die Verordnung über die allgemeine Produktsicherheit ist der aktualisierte Rahmen der Europäischen Union, um sicherzustellen, dass alle Verbraucherprodukte, einschließlich Bücher, für Verbraucher sicher sind.

Dieses Buch wurde von CPI books GmbH gedruckt. Der Drucker hat Sicherheitszertifikate für die verwendeten Materialien wie Tinte, Papier und Kleber ausgestellt.

Die Produktkennung ist: 9783986010904

Der Autor ist für den Inhalt des Buches verantwortlich und hat das Buch von Bookmundo produzieren lassen.

Sollten Sie Fragen zur Sicherheit des Produkts haben, kontaktieren Sie uns bitte.

Bookmundo
Delftsestraat 33
3013AE Rotterdam
Die Niederlande
info@bookmundo.com

FSC
www.fsc.org
MIX
Papier | Fördert
gute Waldnutzung
FSC® C083411

Kolibri 360 GmbH
Ferdinand-Jühlke-Straße 7
99095 Erfurt, Deutschland
produktsicherheit@kolibri360.de